I0447368

Stoffwechsel ankurbeln:

Wie Sie ihren Stoffwechsel wieder in Schwung bringen und durch 10000 Schritte am Tag Fett verbrennen.

Lisa Seifert

Stoffwechsel

Wie Sie ihren Stoffwechsel wieder in Schwung bringen. Für mehr Energie und eine höhere Lebensqualität

Lisa Seifert

Metabolismus wieder in Schwung bringen

Fühlen Sie sich oft müde und schlapp? Ist Ihnen häufig kalt, obwohl es draußen eigentlich angenehm zu sein scheint? Haben Sie manchmal Verdauungsprobleme und Bauchschmerzen? Dann könnte das an Ihrem Stoffwechsel liegen, doch was ist der Stoffwechsel genau?

Der Stoffwechsel (auch Metabolismus genannt) bezeichnet die Gesamtheit aller wichtigen biochemischen Prozesse im Körper. Das heißt, dass der Körper verschiedene Stoffe abbaut und neue herstellt. Zudem werden wichtige Vitamine, Minerale und Nährstoffe im Körper aufgenommen oder als Reserve auf die Seite gelegt. Unsere eigenen Hormone, die Psyche sowie die Umwelt beeinflussen den Metabolismus.

Es handelt sich, wie Sie sehen, nicht nur um die Verdauung, wie viele Menschen fälschlicherweise annehmen. Die Verdauung ist die Voraussetzung für unseren Stoffwechsel, denn sie liefert die benötigte Energie aus den Kohlenhydraten, Fetten und Eiweißen. Diese drei Nährstoffe werden dann weiter bis in ihre kleinsten Bestandteile zerlegt. Schließlich werden sie dann ins Blut aufgenommen.

Wie Sie sehen, gibt es viele verschiedene Komponenten, die beim Metabolismus mitspielen und bei denen man etwas verändern kann. Wer vorhat abzunehmen, der sollte sich unbedingt mit seinem Stoffwechsel beschäftigen. Bei einem langsamen Stoffwechsel werden weniger Kalorien verbrannt und man nimmt viel schneller zu. Wenn man seinen Stoffwechsel ankurbelt, werden auch die Kilos weniger werden. Und dabei soll Ihnen dieses Buch helfen.

Dieses Buch ist in drei Teile aufgeteilt und jeder Teil beschäftigt sich mit einem anderen Aspekt des Metabolismus. Im ersten Teil geht es um die Ernährung und das Essverhalten. Denn schließlich ist man nach einem Teller Reis nicht gleich fit wie nach einem Sandwich. Aber es kommt nicht nur darauf an was Sie essen, sondern auch wie. In einem zweiten Teil wird das Thema Sport und Bewegung besprochen. Wer einen langsamen Metabolismus hat, der kann ihn in Schwung bringen, indem er sich mehr bewegt und Sport betreibt. Der dritte und letzte Teil beschäftigt sich mit der Psyche. Denn zum Metabolismus gehören auch die Neurotransmitter und Hormone, die von der Psyche abhängen. In diesem Teil werden Sie dann verschiedene Aktivitäten und Techniken kennenlernen und wie man sich am besten entspannen kann.

Zusammengefasst soll Ihnen das Buch helfen, sich auf drei Ebenen des Alltags zu verbessern: In der Ernährung, im Sport und in der Entspannung.

Und wie das alles gehen soll, werden Sie auf den nächsten Seiten erfahren.

Inhaltsverzeichnis

Teil I – Die Ernährung

Wie Sie schon in der Einleitung erfahren haben, holt sich der Metabolismus mit Hilfe der Verdauung die nötige Energie, um alle lebenswichtigen biochemischen Prozesse am Laufen zu halten. Doch je nach Ernährungsstil kann dies einfach oder schwierig sein. Beispielsweise wird man durch schwere und große Mahlzeiten träge und müde, aber auch zu kleine Mahlzeiten können dem Stoffwechsel ein Stein im Weg sein. Daher beschäftigt sich dieser erste Teil vor allem damit, dass man die richtige Balance in den Mengen der Mahlzeit findet, aber auch, dass man herausfindet, was auf den Teller kommen soll. Daneben werden auch noch verschiedene Lebensmittel vorgestellt, die auf den Ernährungsplan einer jeden Person mit einem langsamen Stoffwechsel gehören.

Jedoch muss hier schon einmal vorweggenommen werden, dass es in puncto Metabolismus schon gegebene Faktoren gibt, die man nicht beeinflussen kann. So verbrennt beispielsweise der Mann mehr Energie als die Frau, da Männer im Allgemeinen mehr Muskelmasse als Frauen aufweisen und dies mehr Energie in Anspruch nimmt. Auch das Alter spielt eine Rolle: Mit dem Alter – ungefähr Mitte zwanzig – wird der Stoffwechsel langsamer und man nimmt mit dem Alter immer einfacher zu.

Zudem hat jede Person schon einen gegebenen „Grundmetabolismus". Ganz bestimmt hat eine jede Person den einen Freund, der immer alles essen kann und einfach nicht zunimmt. Andererseits

1

gibt es Menschen, die immer schon auf ihre Ernährung achten mussten. Doch dies ist einfach die genetische Grundlage, die ein jeder Mensch besitzt. Nun kommt die Umwelt ins Spiel. Denn kein Mensch darf sich einfach mit dem abfinden, was er hat. Nur weil Sie beispielsweise zu den Menschen gehören, die einen langsamen Metabolismus haben, muss das nicht heißen, dass dies so ein Leben lang bleibt. Sie werden im Laufe des Buches sehr schnell merken, dass es viele Angriffspunkte gibt, wie man den Metabolismus ankurbeln kann, hier nun angefangen mit der Ernährung. Wenn man abnehmen möchte, wird man um eine Ernährungsumstellung nicht drumherum kommen. Es ist dabei wichtig, dass man sich von Anfang an bewusst macht, dass hier eine langfristige Ernährungsumstellung angestrebt wird. Denn wenn man nur für eine Diät kurz die Ernährung umstellt oder noch schlimmer, zu wenig isst, steht der Jojo-Effekt schon praktisch vor der Türe (man nimmt am Schluss nur noch mehr zu als am Anfang, da sich der Körper die wichtigen Reserven wieder auffüllen möchte).

Doch Sie werden sehr schnell merken, dass Sie für erfolgreiches Abnehmen nicht weniger essen müssen, sondern einfach darauf achten müssen, was Sie zu sich nehmen. Wenn man konstant zu wenig isst, merkt das irgendwann der Körper und stellt dann auf Sparflamme. Danach hortet er alles, was er zu fassen bekommt und man kann dann praktisch gar nicht mehr abnehmen.

Dabei soll schon jetzt gesagt sein, dass Sie das mit dem Kalorienzählen gleich aufgeben können. Studien haben gezeigt, dass es keinen besseren Abnehmeffekt gibt, wenn man auf die kleinen Zahlen im Eck der Lebensmittel achtet. Denn je nach Lebensmittelart sind Kalorien nicht gleich Kalorien (mehr dazu dann im Kapitel 4). Zuerst geht es einmal darum sich die Grundlagen anzueignen.

Kapitel 1 – Viel trinken

Wer sich auch nur ansatzweise mit der Promiwelt auskennt, der wird diesen Satz schon mehr als öfters gelesen haben: „Was ist Ihr Abnehmgeheimnis?" – „Ich trinke viel, mindestens zwei Liter am Tag." Natürlich wissen wir alle, dass man durch Wasser alleine nicht abnehmen kann, jedoch sollte man die Aussage auch nicht gleich verwerfen. Denn Wasser bildet die Grundlage für einen funktionierenden Metabolismus. Damit die Verdauung und unsere Prozesse laufen können, braucht unser Körper genug Feuchtigkeit. Vor allem wenn es um die Verdauung geht, denn dort muss das Essen genug feucht sein, um einfach verarbeitet zu werden. Wenn man genug trinkt, hilft man dem Verdauungssystem, die Abfallprodukte einfach entsorgen zu können. Am besten ist es, wenn Sie den ganzen Tag einfach immer eine Wasserflasche bei sich in der Tasche oder am Arbeitsplatz stehen haben. So vergessen Sie ganz bestimmt nicht genug zu trinken. Doch bei Flüssigkeitsmangel können auch Symptome wie Kopfschmerzen und Müdigkeit entstehen. Daher tun Sie Ihrem Körper in vielerlei Hinsicht etwas Gutes.

Um am Morgen schon mit einer munteren Verdauung zu starten, trinken Sie vor dem Frühstück mindestens ein Glas warmes Wasser mit ein paar Spritzern Zitrone.

Das warme Wasser tut dem Magen gut, weckt ihn sozusagen vor dem Essen auf und kurbelt noch andere Körperfunktionen an.

Zudem füllt man so den Flüssigkeitsspeicher auf, der sich über Nacht geleert hat. Denn auch beim Schlafen läuft unser Körper auf Hochtouren. Zellen werden erneuert, die wichtigsten Speicher aufgefüllt etc. und das alles braucht unter anderem Wasser, um zu funktionieren.

Sie müssen aber unbedingt darauf achten, dass das Wasser nicht zu heiß ist oder zu kalt. Denn nur so kann es seine reinigende Wirkung entfalten. Wenn das Wasser zu heiß ist, zerstört es wichtige Nährstoffe von der Zitrone. Daher sollte das Wasser am besten Körpertemperatur haben.

Doch auch die Zitrone hat es in sich. Sie ist der Träger von wichtigen Nährstoffen und Vitaminen, hat zudem eine antibakterielle Wirkung und stärkt somit das Immunsystem.

Aber Achtung! Die Säure der Zitrone greift den Zahnschmelz an. Daher ist es empfehlenswert, das Getränk durch einen Strohhalm zu trinken, um so Kontakt mit den Zähnen zu vermeiden. Danach sollten Sie für mindestens eine halbe Stunde nicht die Zähne putzen, bestenfalls tuen Sie dies bevor Sie das Zitronenwasser trinken. Die entgiftende Wirkung kann zudem bei Durchfall aber auch Verstopfung helfen.

Doch Flüssigkeit hilft nicht nur der Verdauung, sondern auch unserer Haut. Wer vor allem unter trockener Haut leidet, der sollte besonders auf genügend Flüssigkeit, über den Tag gut verteilt, achten. Studien haben gezeigt, dass schon nach zehn Minuten, nach dem Trinken von Wasser, die Haut besser durchblutet und mit mehr Sauerstoff angeregt wird. Dieser Effekt ist jedoch nicht verwunderlich, wenn man bedenkt, dass die Haut zu 80% aus Wasser besteht.

Schließlich drosselt das viele Trinken auch noch den Appetit - wie schon viele Studien bewiesen haben - und ist daher der perfekte Helfer für Abnehmwillige.

So gut wie das jetzt klingen mag nützt es nichts, jetzt literweise Wasser zu trinken. Denn, wie es so mit vielen Dingen im Leben ist, ist auch hier zu viel Wasser genauso schädlich wie zu wenig. 2 – 2.5 Liter reichen vollkommen für den Alltag (wer Sport macht, der sollte natürlich mehr zu sich nehmen).

Kapitel 2 – Gewohnheiten, die den Stoffwechsel ankurbeln

Wie Sie im vorherigen Kapitel gesehen haben, kann man durch ganz normale Alltagsdinge, wie genug Wasser trinken, den Stoffwechsel anregen; man muss dafür gar nicht weit in die Trickkiste greifen. Neben dem vielen Trinken kommt es auch darauf an, was man trinkt. Denn natürlich kann die nötige Flüssigkeitszufuhr von Wasser nicht durch andere Getränke ersetzt werden. Mal angefangen beim Fruchtsaft und Smoothie:

Wenn man sich die Werbung ansieht, könnte man meinen, dass man den Früchtebedarf durch so ein kleines Fläschchen schon abgedeckt hat und man denkt sich auch noch, dass man für den Körper dabei etwas Gutes tut – ganz im Gegenteil. Egal wie sehr ein Fruchtsaft oder Smoothie angepriesen wird, enthält dieser praktisch immer viel zu viel Zucker und die angeblich natürlichen Früchte, die dort drinstecken, sind meist Fruchtpüree oder verdünnter Saft. Zudem ist in Fruchtsäften viel Fructose enthalten. Die Fructose wird vom Körper sehr schnell in Fett umgewandelt und ist daher nur hinderlich für Ihren Abnehmerfolg. Wenn Sie also unbedingt mal zu einem Fruchtsaft greifen wollen, verdünnen Sie das Getränk einfach mit Wasser. Am gesündesten wäre es jedoch, wenn Sie den Fruchtsaft einfach selbst machen würden; der schmeckt auch noch viel besser.

Eine zweite Getränkeart, die man im Leben dem Stoffwechsel zu liebe minimieren sollte, ist der Alkohol. Trinken Sie zum Essen nicht immer ein Glas Wein oder ein Bier, bleiben Sie auch immer wieder einfach nur beim Wasser. Alkohol ist in erster Linie ziemlich kalorienreich: 3 dl Bier enthält 130 Kalorien, 2 dl Rotwein sogar 160 Kalorien. Wenn man es runterbricht, enthält Alkohol pro Gramm 7 Kalorien – dagegen enthält ein Gramm Fett 9 Kalorien. Doch nicht nur der hohe Kalorienanteil stellt ein Problem dar. Vor allem Bier löst schnell ein Hungergefühl aus und so hat man nach einem Glas Bier nicht nur einiges an Kalorien aufgenommen, sondern man hat auch noch Hunger. Zudem verlangsamt Alkohol auch noch den Stoffwechsel.

Die meisten Menschen essen vor dem Hauptgang noch einen Salat und das ist auch gut so! Denn der Salat regt den Stoffwechsel an und durch Olivenöl und Essig – bloss keine gekauften Saucen benutzen, das birgt nur unnötig viele Kalorien – wird dem Stoffwechsel nochmals ein weiterer Schubs in die richtige Richtung verpasst.

Manche greifen bei der Vorspeise zum Salat, andere gerne zur Suppe. Zu der Kategorie von guten Vorspeisen gehört auch diese hier hinein. Denn die Suppe belastet den Magen nicht, ist leicht zu verdauen und man fühlt sich hinterher schon ziemlich satt. Studien haben gezeigt, dass man sich im Nachhinein viel satter fühlt, wenn man eine Suppe gegessen hat, als wenn man eine feste Vorspeise mit der gleichen Anzahl Kalorien zu sich nimmt.

Stoffwechsel ankurbeln

In Kapitel 7 werden Ihnen dann noch weitere Lebensmittel vorgestellt, die dem Stoffwechsel den richtigen Schwung verpassen.

Doch hier muss auch noch erwähnt werden, dass nicht nur die Trink- und Essgewohnheiten aus unserem Alltag den Stoffwechsel beeinflussen können. Der Schlaf beispielsweise kann auch wahre Wunder bewirken, man muss nur darauf achten, dass man auch genug davon bekommt (dazu mehr in Kapitel 9). Der Schlaf beeinflusst aber nicht nur den Körper, sondern auch die Psyche und diese ist ein ganz wichtiger Bestandteil um den Stoffwechsel angeregt zu halten. Daher tun wir unserem Stoffwechsel auch etwas Gutes, wenn wir zwischendurch auf der faulen Haut liegen (Genaueres dann im dritten Teil). Doch man kann im Leben wie gewohnt nicht alles haben und so bestraft uns unser Stoffwechsel, wenn wir uns nicht genügend bewegen. Denn auch wenn man genug trinkt und darauf achtet, einen gesunden Lebensstil zu führen, kommt man um das Thema Bewegung nicht herum. Der zweite Teil dieses Buches wird Ihnen viele Möglichkeiten aufzeigen, wie Sie sich mehr bewegen können. Doch wir bewegen uns auch schon viel, ohne es im Alltag zu merken. Wenn man mal die Hausarbeiten mit etwas mehr Elan ausführt, kann das Staubsaugen und Fensterputzen auch schon mal richtig anstrengend werden. Hier liegt dann eine klassische „Win-Win-Situation" vor. Denn einerseits wird der Stoffwechsel durch die viele Extrabewegung angeregt und andererseits hat man auch noch ein sauberes Haus.

Wie Sie sehen, tragen unsere Alltagsgewohnheiten viel zu einem gesunden Stoffwechsel bei, man muss nur anfangen, auf all die

Kleinigkeiten zu achten.

Doch zu all den Alltagsdingen etwas später. Nun geht es wieder zurück zum Thema Essen und zu der Frage, was wann auf den Teller kommt.

Kapitel 3 – Die richtige Reihenfolge

Essen Sie den Salat vor oder nach dem Hauptgang? Wann wird die Suppe gegessen?

Falls Sie sich solche Dinge nie überlegt haben, ist es schleunigst Zeit, sich einmal über die Menüreihenfolge Gedanken zu machen. Denn es kommt sehr wohl darauf an, ob Sie zuerst die Früchte essen und dann das Fleisch oder dies umgekehrt machen. Wenn Sie darauf achten, wann Sie was essen, erleichtern Sie Ihrer Verdauung eine Menge Arbeit. Das Prinzip können Sie sich wie bei einem Mixer vorstellen:

Wenn Sie schon einmal einen Smoothie gemixt haben, werden Sie sehr wahrscheinlich das Problem kennen: Wenn man einfach alle Zutaten wild durcheinander reinpackt und die Klingen des Mixers sich keinen Millimeter bewegen wollen. Denn auch Mixen will gelernt sein. Zuerst einmal muss man immer etwas Flüssigkeit dazugeben, um die ganze Sache aufzuweichen und die Klingen reibungslos laufen zu lassen (vergleichbar mit dem Glas lauwarmen Wasser am Morgen). Dann kommen auf den Boden des Mixers zuerst die weichen und kleinen Sachen, denn die sind am einfachsten zu zerkleinern. Obendrauf kann man dann die etwas härteren Früchte und Nüsse packen, denn dann hat man schon einmal eine solide Grundlage und der größte Teil ist schon zerkleinert. So spielt es sich ebenfalls in Ihrem Magen ab. Wenn Sie zuerst die schwer verdaulichen und großen Mahlzeiten essen und dann die leichten obendrauf packen, lässt sich alles viel schwerer verdauen und die leichten Sachen bleiben einfach „obendrauf liegen".

Kapitel 4 – Was soll auf meinen Teller?

Falls Sie es schon jemals mit einer Diät probiert haben, dann wissen Sie genau, was es heißt Kalorien zu zählen. Der ganze Tag dreht sich um das Zählen und Rechnen. Doch mit dieser Methode ist es nur noch eine Frage der Zeit, bis einem das Essen komplett verleidet wird und man den Diätplan über Bord wirft. Kalorien sollten bei einer gesunden Ernährung nur als ungefährer Richtwert dienen, um sich orientieren zu können. Doch alles in allem muss man schließlich auf den eigenen Körper und das Sättigungsgefühl hören. Wenn man jedoch das 1x1 der Ernährung kennt, dann ist das Kalorienzählen schon bald passé. Denn wie schon in der Einleitung dieses Buches erwähnt wurde, sind Kalorien nicht gleich Kalorien. Doch was heißt das genau?

Um sich dies vor Augen zu führen, denken Sie an ein Beispiel aus Ihrem Alltag: Wenn Sie beim Mittagessen einen Teller von etwas essen, sind Sie nicht immer gleichlang satt von der Mahlzeit, es kommt dabei immer auf das Menü an. Wenn Sie ein Sandwich und ein Dessert dazu essen und dies mit einem Teller Reis mit Gemüse vergleichen, dann werden Sie merken, dass der Teller mit Reis viel länger satt hält als das Sandwich. Ein Teller mit Reis und Gemüse hat ungefähr 400 - 500 Kalorien. Ein Sandwich und etwas Süßes haben dabei ebenfalls die gleiche Anzahl Kalorien, jedoch ist der Verdauungsprozess und der Profit, den Ihr Körper aus der jeweiligen Mahlzeit zieht, nicht der gleiche. Doch auf was sollte man achten beim Essen und woher weiß man, was länger satt hält und was nicht?

Es gibt ein paar grundlegende Nahrungsmittel, auf die Sie generell verzichten sollten. Denn diese belasten nur die Verdauung und Ihr Körper hat schließlich nichts davon.

- Weissmehl:

  Brote und Gebäck, dass allgemein aus Weißmehl gemacht wird, sollten Sie für immer von Ihrer Essensliste streichen. Diese Lebensmittel werden sehr schnell verdaut, was dann auch den schnell wiederkehrenden Hunger auslöst. Andererseits wird beispielsweise ein Weißbrot sehr schnell zu reinem Zucker umgewandelt (ansonsten hat Ihr Stoffwechsel nicht viel, dass er sich holen kann, wie etwa Nährstoffe oder Vitamine), was den Blutzuckerspiegel schnell in die Höhe schießen lässt, der wiederum aber auch sehr schnell wieder sinkt. Man fühlt sich dann müde und schlapp und schon bald ruft auch noch der Hunger.

- Fertigprodukte:

  Haben Sie schon einmal einen Blick auf die Rückseite der Verpackung eines Fertigproduktes geworfen? Wenn nicht, könnte dies noch eine interessante Erfahrung für Sie werden. Denn eine Mikrowellenschale mit Nudeln und etwas Fleisch enthält nicht nur die besagten Nudeln und Fleisch. Sie werden sehr viele Wörter antreffen, die Ihnen fremd sind und für Zusatzstoffe stehen, die dem Körper schaden und nichts in einer gesunden Ernährung verloren haben. Da aber die Produkte für längere Zeit haltbar gemacht werden müssen, wird da einiges an künstlichen Stoffen hineingeworfen. Daher ist es die sicherere Variante, die Mahlzeiten selbst zu kochen oder in der Kantine zu essen. (Später werden Sie auch sehen, dass Kochen nicht immer extrem zeitkonsumierend sein muss).

- Süßgetränke:

Viel Menschen sind sich gar nicht bewusst, wie viel Zucker sie in Wahrheit durch Süßgetränke konsumieren. Hier einmal das Beispiel mit Coca Cola:

Ein Glas Cola entspricht 250 ml, darin sind 27 g Zucker enthalten. Diese Menge entspricht gut 10 Würfelzuckerstücken. Coca Cola gibt zudem an, dass die Kalorienmenge 5 % des gesamten Kalorienbedarfs eines Erwachsenen abdeckt (man geht von 2000 Kalorien pro Tag aus). Die empfohlene Zuckerdosis entspricht höchstens 50 g Zucker pro Tag, die Weltgesundheitsorganisation (WHO) empfiehlt sogar nur 25 g. Daher wäre der Zuckerbedarf mit einem Glas Cola schon abgedeckt für diesen Tag. Doch glauben Sie jetzt nicht, dass Sie auf die Zero-Versionen umsteigen könnten. Denn diese richten mehr Schaden an, als dass sie helfen. Denn der künstliche Zucker in den Zero-Produkten regt nur noch mehr den Appetit an und durch diese Produkte nehmen Sie langfristig nur zu.

Nachdem Sie nun über die Fallen des Ernährungsalltages Bescheid wissen, geht es um das Ankurbeln des Stoffwechsels durch gezielte Ernährung. Die nächsten drei UnterKapitel entsprechen den drei Nährwertstoffen: Kohlenhydrate, Proteine und Fette. Der menschliche Körper kann für eine einwandfreie Funktion auf keines der drei verzichten. In den nächsten Seiten finden Sie die Nahrungsmittel, die Sie jeweils in der Nährwertklasse konsumieren sollten und welche nicht.

Kapitel 4.1 - Kohlenhydrate

Bevor es an die Nahrungsmittel geht, die in der Gruppe „Kohlenhydrate" konsumiert werden sollten, geht es darum, die Kohlenhydrate besser kennenzulernen:

Kohlenhydrate sind von den drei genannten Nährstoffen die wichtigsten Energielieferanten im Alltag. Sie sind für die richtige Funktion des Körpers, der Muskel und des Gehirns zuständig. Dabei gibt es grob unterteilt drei verschiedene Arten von Kohlenhydraten:

- Einfachzucker: dazu gehören Zucker wie Frucht- und Traubenzucker. Sie gelangen sehr schnell in die Blutbahn, müssen praktisch gar nicht verdaut werden und lassen den Blutzuckerspiegel in die Höhe schnellen. Darum hat man früher in der Grundschule bei etwas längeren Tests Traubenzucker verteilt, um den Körper für kurze Zeit wieder auf Hochtouren zu bringen. Doch für den Alltag ist diese Art von Zucker nicht geeignet. Zudem enthalten diese Art von Kohlenhydraten keine Vitamine oder Mineralstoffe, damit kann der Körper nur wenig anfangen.

- Zweifachzucker: Diese Art von Kohlenhydraten ist in Schokolade, Weißbrot und anderem Süßkram enthalten. So lecker sie auch sind, sollte doch auf diese verzichtet werden. Denn genau so wie bei den Einfachzuckern, geht auch hier der Blutzucker schnell in die Höhe und sackt dann wieder ab.

- Mehrfachzucker: Das ist das, was Sie brauchen! Wie es der Name schon sagt, sind die Kohlenhydrate aus mehr als zwei Zuckern zusammengesetzt. Bei der Verdauung müssen nun die Zucker aufgespalten werden in einfache Zucker um weiter verarbeitet zu werden. Je komplexer die Kohlenhydratzuckerkette ist, umso länger braucht das Magen-Darm-System um sie zu spalten und damit steigt der Blutzuckerspiegel nur langsam in die Höhe und sinkt nicht wieder abrupt.

Nun wissen Sie, dass Sie vor allem die Mehrfachzucker zu sich nehmen sollten. Doch welche Nahrungsmittel entsprechen diesen?

Das Wichtigste auf der Liste von Kohlenhydraten im Alltag ist Vollkorn. Im Gegensatz zu Weißmehl, lässt sich Vollkorn nicht so schnell und einfach verdauen und so bleibt man über längere Zeit satt und der Blutzuckerspiegel bleibt oben. Zudem ist das Vollkornmehl viel gesünder (viele Vitamine und Mineralstoffe) und enthält reichlich Ballaststoffe, die essenziell für eine funktionierende Verdauung sind. Neben den Vollkornprodukten gehören auf diese Liste Nudeln und Kartoffeln. Zu den Nahrungsmitteln, die reich an Ballaststoffen sind, gehören wie schon erwähnt, Vollkornprodukte, Haferflocken, Vollkornreis und -nudeln, Früchte, Gemüse und Hülsenfrüchte.

Der Körper braucht die Kohlenhydrate nicht nur für eine funktionierende Verdauung, sondern sie dienen den Proteinen und Fet-

ten als Grundlage, denn ohne diese kann der Körper nicht funktionieren. Die Kohlenhydrate haben daher ihren schlechten Ruf als
Dickmacher gar nicht verdient. Es kommt einfach auf einen guten
Mix an, denn von Kohlenhydraten alleine kann der Körper nicht
funktionieren. Daher geht es jetzt zu den Proteinen.

Kapitel 4.2 – Proteine

Wenn Sie nicht gerade Profisportler sind und nun etwas mehr Sport machen werden als sonst, dann werden Sie nicht mehr Bedarf an Proteinen haben als sonst. Daher sollten Sie erst gar nicht zu Proteinmitteln greifen in der Hoffnung, dass dadurch mehr Muskeln wachsen werden.

Proteine dienen vor allem dazu den Erhaltungsbedarf des Körpers zu decken; dazu gehört die tägliche Erneuerung von Körperproteinen sowie der Auf- und Abbau von körpereigenen Proteinen (beispielsweise Enzyme oder Hormone).

Den Proteinbedarf eines erwachsenen Menschen kann man sich leicht über die Nahrung holen. Dazu sind folgende Lebensmittel geeignet:

Mageres Fleisch oder Käse, Milch- und Milchprodukte, Kartoffeln und Hülsenfrüchte. All diese Lebensmittel sind nicht belastend für den Magen, da Sie nicht zu fettig sind, aber sie liefern die nötigen Stoffe, die der Körper braucht.

Kapitel 4.3 – Fette

Bei dem Wort „Fett" graut es den meisten Abnehmwilligen schon. Doch genau wie bei den Kalorien gilt auch hier, dass Fett nicht gleich Fett ist. Denn es gibt gute Fette, die der Körper braucht, beispielsweise für den Aufbau der Zellmembran oder des Gehirns und für eine gute Leitung der Informationen durch die Nervenbahnen. Zudem dienen diese Fette als Träger für die Vitamine A, D, E und K. Das heißt, dass Ihnen eine gesunde Ernährung nichts nützt, wenn Sie die dazu nötigen Träger nicht haben. Nach der Faustregel sollte die Ernährung eines erwachsenen Menschen aus 20 – 30% Fett bestehen. Grundsätzlich unterscheidet man zwischen guten und schlechten Fetten. Zu der guten Art gehören diejenigen, die mit ungesättigten Fettsäuren angereichert sind. Die darin enthaltenen Bestandteile kann der Körper selbst nicht produzieren und daher sind diese fürs Überleben wichtig. Wenn man zu wenig von den guten Fetten einnimmt, kann es zu Haarausfall, Konzentrations- und Verdauungsproblemen führen. Und dies ist nur ein kleiner Teil der vielen Nebenwirkungen.

Lebensmittel, die ungesättigte Fettsäuren enthalten, sind die folgenden:

Avocado, Nüsse, Fisch, Raps- und Olivenöl. Solche Art von Fetten kann bedenkenlos konsumiert werden und sollte vor allem in den täglichen Essensplan integriert werden.

Vor allem nach dem Sport eignet sich beispielsweise Erdnussbutter in einem Smoothie oder auf dem Brot geschmiert besonders gut, um wieder etwas in Schwung zu kommen.

Kapitel 5 – Das Frühstück

Wenn Sie das Frühstück am Morgen überspringen und sich danach einen Kaffee und ein Croissant auf der Arbeit nehmen, dann sollten Sie besonders dieses Kapitel aufmerksam weiterlesen. Denn für erfolgreiches Abnehmen ist ein gesundes und gutes Frühstück ein Muss! Hier sehen Sie wieder, dass es beim Abnehmen nicht darauf ankommt halb so viel zu essen wie vorhin, sondern dass man darauf achtet, was man isst. Studien haben gezeigt, dass Menschen, die das Frühstück überspringen, langfristig sogar zunehmen. Das Prinzip dahinter ist sehr einfach: Wenn man am Morgen nichts isst oder auch nur sehr wenig, dann packt einen der Hunger beim Mittagessen umso mehr und man isst mehr als sonst. Damit es allgemein nicht zu solchen Heißhungerattacken kommt, sollten Sie darauf achten, regelmäßig zu essen. Überspringen Sie keine Mahlzeiten und versuchen Sie immer ungefähr um die gleiche Zeit zu essen. Vor allem am Abend vor dem Schlafengehen sollten Sie auf schwere Kost verzichten und nicht zu spät essen, da sonst die Schlafqualität darunter leidet.

Doch dazu etwas später, zuerst einmal zurück zum richtigen Frühstück. In Kapitel 4 haben Sie gelernt, dass Vollkorn lange satt hält und die nötige Energie liefert. Daher können Sie beispielsweise zwei kleine Vollkornbrötchen essen mit einem Naturjoghurt als Beilage. Belegen Sie die Brötchen mit fettarmem Käse und Rohschinken oder Putenbrust, diese Art von Käse und Fleisch hat nicht viel Fett und ist trotzdem gesund. Zum Streichen können Sie Quark, Cottage Käse oder irgendeinen anderen Käse verwenden, der aber nicht zu viel Rahm oder Fett enthält. Denn das belastet den Magen nur unnötig und man fühlt sich träge und schwer.

Wer kein Brot zum Frühstück möchte, für den gibt es noch viele Alternativen, eine davon sind Haferflocken. Sie halten ebenfalls lange satt und können auch richtig gut schmecken, man muss nur wissen, wie man sie zubereiten muss. Am besten sollten Sie die Haferflocken über Nacht in Milch einlegen oder wer mehr Zeit hat, kann Sie auch am Morgen mit heißer Milch kochen. Wer es etwas süßer mag, sollte statt normaler Milch Kokos- oder Mandelmilch trinken. Süßen Sie die Haferflocken mit Zimt und nicht mit Zucker. Danach können Sie rein tun, was immer Ihnen an Früchten noch einfällt. Beeren und Bananen eignen sich besonders gut. Dazu können Sie noch einen Löffel Erdnussbutter hineingeben.

Statt das Haferflockengemisch auszulöffeln, können Sie auch einen leckeren Smoothie daraus machen. Das geht schnell und ist ebenfalls schnell getrunken. Dazu können Sie die gleichen Zutaten wie für die Haferflocken verwenden, nur dass Sie dieses Mal weniger Haferflocken – diese dienen hier hauptsächlich um den Saft zu verdicken – und mehr Flüssigkeit verwenden. Tun Sie noch eine halbe Avocado rein, die besteht aus gesunden Fetten und sättigt dazu auch noch.

Wer nach ein paar Stunden am Morgen Hunger bekommt, der kann zu einem kleinen Snack greifen. „Blévita" stellt beispielsweise Cracker her, die aus Vollkorn bestehen; der perfekte Snack für zwischendurch.

Doch bei all den „richtigen und falschen" Nahrungsmitteln sollten Sie nicht auf alles verzichten. Gönnen Sie sich zwischendurch etwas, das Sie gerne haben. Wenn Sie zu einem Geburtstag eingeladen sind, verzichten Sie nicht auf das Stück Kuchen, aber essen Sie auch nicht gerade zwei. Man muss schlussendlich auf nichts verzichten, wenn man von allem in Maßen genießt (dazu mehr im Kapitel 10).

Kapitel 6 – Die Portionen richtig verteilen

Schließlich bleibt jetzt nur noch eine Frage übrig: Wie viele Mahlzeiten soll man am Tag essen, fünf kleine oder drei große?

Bis heute scheiden sich die Geister bei dieser Frage. Dafür gibt es keine Antwort, denn es gibt keine bessere oder schlechtere Art, hier geht es mehr um reine Geschmackssache. Manche Menschen sagen, dass sie sich viel leichter fühlen, wenn sie fünf kleine Portionen essen, anderen wiederum sagt dies gar nicht zu, da es einem vorkommt, als ob man ständig am Essen ist und man sich mit drei Mahlzeiten besser aufs Essen einstellen kann. Doch das ständige Essen wäre hier kein Gegenargument für den Metabolismus selbst. Denn so hätte er immer etwas zu tun und man würde nie in Gefahr eines starken Hungergefühls kommen.

Wenn Sie sich nicht sicher sind, dann sollten Sie unbedingt die andere Variante als die jetzige ausprobieren. Klar könnte es am Anfang etwas umständlich sein bei fünf Mahlzeiten, da man über den Tag noch zwei Zeiten extra mit einberechnen muss, an denen man essen will. Doch schon nach einigen Tagen gewöhnt man sich daran.

Wenn man drei fixe Mahlzeiten einplanen will, dann sollte man immer daran denken, trotzdem etwas Kleines, Gesundes – wie etwa eine Frucht - für den Fall dabei zu haben. Denn beim Abnehmen gibt es nichts Kontraproduktiveres als das Hungergefühl. Achten Sie ebenfalls darauf, dass Sie auch wirklich satt werden von der einen Mahlzeit. Dafür müssen Sie genug Zeit zum Essen einplanen. Jeder hat die Situation schon mindestens einmal im Leben gehabt, dass man schnell gegessen hat und beim Aufstehen erst merkt wie voll man sich wirklich fühlt. Sie sollten daher versuchen, sich pro Mahlzeit eine halbe Stunde Zeit zu nehmen, denn erst ab dann registriert auch das Gehirn das Völlegefühl und kann es weitergeben. So vermeiden Sie, dass Sie über den Hunger essen. Doch nicht nur die Zeit ist ausschlaggebend, sondern auch Ihre Umgebung. Essen Sie in Ruhe und sehen Sie sich dabei keine E-Mails an oder schauen Sie kein Fernsehen. Irgendwann isst man ohne wirklich zu merken was, weil man abgelenkt ist.

Nur wenn Sie bewusst essen, kommen Sie auch zu Ihrem Wunschgewicht.

Kapitel 7 - Dem Stoffwechsel den richtigen Kick verpassen

Wie Sie bis hierhin gesehen haben, gibt es viele Möglichkeiten, wie man gemeinsam mit den drei Nährstoffen seinen Stoffwechsel in Schwung bringen kann. In diesem Kapitel geht es darum, wie Sie mit spezifischen Lebensmitteln Ihren Stoffwechsel in Schwung bringen können (diese Nahrungsmittel werden auch „Fatburner" genannt):

Scharfes Essen: Ein bisschen Chili oder allgemein scharfe Würze ins Essen zu bringen schadet nie; das regt die Durchblutung an. Man sollte es einfach nicht übertreiben, vor allem bei einem empfindlichen Magen. Allen voran ist die Chilischote am effektivsten.

Meeresfrüchte: Vor allem der Seelachs ist hier eine besonders gute Wahl. Da das darin enthaltene Jod die Schilddrüsenaktivität und damit auch die des Stoffwechsels ankurbelt.

Kalzium: Studien haben gezeigt, dass auch Kalzium ein guter Vorbeuger gegen Übergewicht ist. Man sollte sich aber nicht dazu verleiten lassen jede Art von Käse und Milch zu konsumieren. Empfohlen wird hier Buttermilch, da diese arm an Kalorien und reich an Kalzium ist. Das heißt jetzt auf gar keinen Fall, dass man auf Milch und Käse verzichten sollte! Hier geht es einfach darum Lebensmittel aufzuzählen, die häufiger auf den Ernährungsplan als auch sonst schon kommen sollten.

Zimt: Amerikanische Forscher sagen, dass der Körper durch Zimt weniger Insulin benötigt, was dafür sorgt, dass man weniger Heißhunger hat und die Fettverbrennung angekurbelt wird.

Grapefruit: Ein süßsaurer Start in den Tag kann die Grapefruit sein. Denn neben dem „Fatburner-Effekt" ist diese Zitrusfrucht eine wahre Vitaminbombe.

Ingwer: Nicht nur als Tee, sondern auch als intensives Gewürz im Essen perfekt, regt die Verdauung an und wirkt bei einer Erkältung sogar desinfizierend.

Kapitel 8 – Duschen

Bevor Sie sich ans Frühstück setzen und schon Ihr warmes Zitronenwasser getrunken haben, sollten Sie sich eine gute Dusche gönnen. Es gibt Menschen, die lieber am Abend duschen, andere am Morgen. Wenn Sie zu den „Abendduschern" gehören, sollten Sie sich überlegen umzusteigen. Denn es gibt einige Vorteile bei der Morgendusche. Doch bevor es zu den Vorzügen geht, sollten Sie sich über die Temperatur des Wassers Gedanken machen. Wenn Sie zu den „Heißduschern" gehören, nach denen das Badezimmer mehr einer Sauna als einem Badezimmer gleicht, sollten Sie unbedingt anfangen, etwas kälter zu duschen. Denn heißes und vor allem langes Duschen trocknet die Haut aus und der Körper wird nicht wach. Heiße Duschen kann man sich am Abend beispielsweise vor dem Schlafengehen gönnen, denn das beruhigt den Körper und verringert Stress. Doch das können Sie am Morgen nicht brauchen, dann heißt es nämlich hellwach werden und voller Energie in den Tag starten! Und hier kommt nun die Dusche ins Spiel: Halten Sie die Badezimmerzeit kurz, schon 5 Minuten reichen um sich einzuseifen und abzuwaschen. Duschen Sie lauwarm und dann am Schluss, schalten Sie auf kalt und duschen Sie sich damit einmal schnell ab. Natürlich braucht das einiges an Überwindung, vor allem am Morgen, wenn man noch halbwegs am Träumen ist, doch es wird sich lohnen! Das kalte Wasser bringt den ganzen Kreislauf in Schwung, der Körper wird besser durchblutet und Sie sind danach hellwach. Zudem wird dadurch langfristig das Immunsystem gestärkt.

Kapitel 9 – Der Schlaf

Für einen guten Stoffwechsel ist der Schlaf das A und O. Während wir schlafen, arbeitet unser Körper und das Gehirn auf Hochtouren. Zellen werden erneuert, der Körper von einem langen Tag wieder aufgepäppelt und wichtige Informationen vom Alltag werden verarbeitet. Daher ist es wichtig, dass Sie zu genug Schlaf kommen. Denn der Schlaf beeinflusst auch unser Essverhalten. Wenn man unausgeschlafen ist, ist man leichter reizbar, stressanfälliger und man isst auch mehr. Doch nicht nur die Reizbarkeit bringt einen dazu mehr zu essen. Bei Schlafmangel wird das Hormon Ghrelin viel häufiger gebildet, was dazu führt, dass der Appetit gesteigert wird. Neben dem Ghrelin gibt es auch noch das Leptin. Dieses Hormon wird im Fettgewebe gebildet und ist zuständig für den Fettstoffwechsel und die Regulierung des Hungergefühls. Durch Schlafmangel sinkt nun der Leptin-Spiegel im Körper und dies hat zur Folge, dass man vermehrt über den Tag Hunger hat. Der niedrige Spiegel sorgt aber auch dafür, dass der Stoffwechsel allgemein verlangsamt wird und so der Kalorienumsatz sich verringert. Wie Sie sehen, kann der Schlaf den ganzen Körper ziemlich durcheinanderbringen. Dabei müssen Sie nicht zehn Stunden schlafen, damit ein guter Stoffwechsel gewährleistet wird. Nein, es reichen auch schon sieben bis acht. Ein jeder Mensch besitzt eine eigene innere Uhr und die tickt bei jedem etwas anders. Manche Menschen brauchen nur sechs Stunden und sind munter am Morgen, andere sind nach sieben immer noch müde. Doch die Faustregel besagt, dass ein erwachsener Mensch mindestens sieben Stunden pro Nacht schlafen sollte; ganz unabhängig von seiner inneren Uhr.

Doch die reine Schlafenszeit macht nicht alleine die Müdigkeit aus, auch die Schlafqualität ist wichtig. Denn wenn man innerhalb von acht Stunden immer wieder aufgewacht ist, schlecht geträumt hat oder spät ins Bett gegangen ist am Vortag, wird man immer noch müde sein. Doch wie kann man seine Schlafqualität verbessern?

Als erstes müssen Sie anfangen, Ihr Schlafzimmer ausschließlich fürs Schlafen zu nutzen. Erledigen Sie keine Arbeiten oder wichtige Sachen im Bett, das Bett ist ausschließlich zur Erholung gedacht (und man kann auch viel besser an einem Tisch als im Bett arbeiten). Daher sollten auch Fernseher und Computer nicht direkt neben Ihnen sein. Wenn Sie genug Platz in der Wohnung haben, sollten diese Dinge gar nicht erst im Schlafzimmer sein. Wenn Sie ins Bett gehen, sollten Sie sich entspannt fühlen und nicht immer an die Arbeit denken müssen, da Ihr Computer neben Ihnen steht (mal abgesehen von der ganzen Strahlung). Ein zweiter wichtiger Punkt ist der Alkohol. Viele Menschen gönnen sich am Abend noch ein „Feierabendbier" oder ein Gläschen Wein. Doch dies sollte nicht zu Routine werden. Da einerseits der Alkohol den Stoffwechsel verlangsamt – der Verdauungsschnaps ist daher auch nur ein Mythos – und andererseits die Schlafqualität mindert. Zwar schläft man mit Alkohol besser und einfacher ein, jedoch nimmt die Tiefe und damit die Qualität des Schlafes nach der zweiten Hälfte der Nacht rapide ab. Das Gleiche gilt auch für das Abendessen: Essen Sie nicht allzu spät (am besten nach sieben Uhr nichts mehr essen) und achten Sie darauf, dass Sie nichts Schweres zu sich nehmen. Denn viel und vor allem fettige Speisen bereiten der Verdauung Mühe und in der Nacht werden Sie diese Mühe auch spüren können und der Körper kann sich auch nicht gut erholen.

Es gibt manche Menschen die, sobald sie sich ins Bett legen, sofort einschlafen. Doch die meisten Leute gehören nicht zu den Glücklichen. Viele Menschen brauchen einige Zeit bis sie eingeschlafen sind und das Herumwälzen im Bett gehört dann wohl oder übel ebenfalls dazu. Doch das sollte man auf gar keinen Fall tun. Wie schon gesagt, dient das Bett zur Erholung und dem Schlaf, wenn Sie nicht schlafen können, stehen Sie auf und gehen Sie in einen anderen Raum. Setzen Sie sich ins Wohnzimmer und lesen Sie noch etwas oder gehen Sie kurz an die frische Luft. Man sagt, dass man sich bewegen sollte um müde zu werden. Doch leider weckt anstrengende Bewegung den Körper nur noch mehr auf – der Blutdruck steigt, Muskel werden aktiviert etc. – und man kann noch schlechter einschlafen. Nehmen Sie es daher gemütlich und machen Sie den Kopf frei. Doch schauen Sie nicht Fernsehen, denn je nach Inhalt wird man emotional aufgewühlt und dann kann man das gemütliche Einschlafen vergessen. Am besten sollten Sie ein heisses Bad nehmen, einen warmen Tee trinken oder ein gutes Buch lesen. Tun Sie das, von dem Sie wissen, dass es Sie entspannt.

Kapitel 10 – Gönnen Sie sich was

Nach all diesen Kapiteln des ersten Teils sollten Sie nun einigermassen die Übersicht über das Thema Ernährung gewonnen haben. Das Wort „einigermaßen" ist hier bewusst gewählt. Denn egal wie viel Theorie Sie lesen, schlussendlich kommt es doch immer auf die Praxis an. Vielleicht finden Sie noch weitere Lebensmittel und Kombinationen, an die Sie bis jetzt nicht gedacht haben. Bleiben Sie also offen für verschiedene Lebensmittel und schränken Sie sich nicht nur auf die Klassiker wie Brokkoli und Apfel ein. Am besten wäre es, wenn Sie Ihre Nase mal in Kochbücher stecken würden, dort werden verschiedenste gesunde Lebensmittel gezeigt und wie man die am besten kombinieren kann. (Falls Sie noch kein eigenes Kochbuch besitzen, ist es schleunigst an der Zeit, dass Sie sich eines besorgen!) Doch auch hier gibt es nicht nur die eine Zubereitungsart. Gemüse kann beispielsweise nicht nur gekocht werden; man kann es auch garen, anbraten oder im Ofen zubereiten.

Doch neben all den verschiedenen Angeboten, sollten Sie Ihre Lieblingssnacks nicht gänzlich aus Ihrem Leben streichen. Niemand verlangt von Ihnen, dass Sie Schokolade und Co. nie wieder essen. Es geht mehr darum, dass Sie die gesunden Lebensmittel zur Hauptsache machen und die süßen Sachen sich für besondere Momente aufsparen und in Maßen genießen.

Wenn Sie sich Dinge verbieten, wirkt sich dies negativ auf Ihren Abnehmerfolg aus. Denn Verbote führen dazu, dass man umso mehr daran denkt. Wenn Sie beispielsweise versuchen nicht an einen rosa Elefanten zu denken, dann werden Sie in den nächsten paar Minuten ziemlich oft an das Tier denken. Daher ist Verdrängung kontraproduktiv. Stattdessen sollten Sie das alles etwas lockerer sehen und sich merken, dass jetzt das kleine Stück Schokolade nicht Ihren Erfolg schmälern wird.

Geniessen Sie Ihre Lebensumstellung mit allem Drum und Dran und Essen Sie von allem ein bisschen und kontrolliert.

Teil II – Sport und Bewegung

Nachdem Sie nun einen Überblick über die richtige Ernährung für einen aktiveren Stoffwechsel erhalten haben, geht es nun zu der Bewegung. Denn auch diese ist essentiell für einen guten Stoffwechsel. Bewegung regt die Verdauung an, nicht umsonst gibt es den berühmten „Verdauungsspaziergang" nach dem Essen. Denn obwohl man schon mit der Ernährung die halbe Miete hat, fehlt jetzt noch die andere Hälfte. Das heißt jetzt nicht, dass Sie anfangen müssen ins Fitnessstudio zu rennen oder stundenlang Sport zu treiben. Denn Abnehmen ist ein langfristiges Projekt und das muss man am Anfang etwas langsam angehen. Wie beim Essen, werden Sie auch hier Ihre Eingewöhnungszeit brauchen. Wenn Sie sonst eher zu den Menschen gehört haben, die sich als Sportmuffel bezeichnen würden oder sonst nicht viel Bewegung in den Alltag bringen, werden Sie von heute auf morgen nicht anfangen voller Enthusiasmus zu joggen. Hier geht es vor allem darum, dass Sie einen soliden Anfang starten können und Schritt für Schritt mehr machen. Übernehmen Sie sich daher am Anfang nicht und geben Sie sich selbst ruhig ein bisschen Zeit. Am besten sollten Sie sich einen Kumpanen suchen, der mit Ihnen ein paar Dinge unternimmt. Am Anfang mag es vielleicht ungewohnt sein alleine spazieren zu gehen und man hört früh wieder auf. Wenn Sie aber mit jemanden in Begleitung gehen, vergeht die Zeit wie im Flug und man merkt gar nicht, wie viel man schon gelaufen ist. Mit der Zeit werden Sie sich aber an all die neuen Möglichkeiten gewöhnen und es wird Ihnen Spaß machen, sie müssen nur das Richtige finden. Und damit Sie über die vielen Möglichkeiten etwas Übersicht gewinnen, stellt Ihnen der folgende Teil die vielen Möglichkeiten vor, wie man einerseits mehr Bewegung in den Alltag einbringen kann, aber auch mit verschiedenen Sportarten am besten anfangen kann.

Kapitel 1 – Übersicht verschaffen

Blicken Sie einmal auf Ihren Alltag und seien Sie ehrlich mit sich selbst: Wie viel laufen Sie an einem Tag und wie viel Mühe geben Sie sich, um sich zusätzlich zu Ihrem Arbeitsweg zu bewegen? Viele Menschen, die an der Uni sind oder im Büro arbeiten, bewegen sich zu wenig im Alltag. Abgesehen davon, dass Ihr Gewicht am Bewegungsmangel leiden könnte, kommen da auch noch die gesundheitlichen Aspekte dazu: Menschen, die viel in ihrem Alltag sitzen und sich wenig bewegen, haben tendenziell mehr Rückenprobleme. In den meisten Fällen ist die Ursache für Rückenprobleme Bewegungsmangel. Doch nicht nur der Rücken verspannt sich, sondern auch der Nacken, was dann zu Kopfschmerzen führt; auch der Sauerstoffmangel bei mangelnder Bewegung, kann der Auslöser der Kopfschmerzen sein. Wenn man sich immer weniger bewegt, schwinden mit der Zeit die Muskeln (was auch ein Auslöser für Rückenschmerzen sein kann, da die Muskulatur den Körper nicht mehr richtig stützen kann). Durch Bewegung wird der Blutdruck gesenkt und senkt somit auch das Risiko für einen Herzinfarkt oder Schlaganfall.

Wie Sie sehen, könnte diese Liste noch ziemlich lange fortgeführt werden. Es wird empfohlen, dass man pro Tag eine halbe Stunde Sport treibt. Doch auch schon ein längerer Spaziergang im Schnellschritttempo kann eine große Leistung zur Gesundheit beitragen. Denken Sie sich also nicht, dass nur, weil es Kleinigkeiten sind, diese nicht zählen. Denn schlussendlich summieren sich all die kleinen Bewegungseinheiten auf.

Überlegen Sie sich also, wann Sie für längere Zeit auf den Beinen sind. Und ab da können Sie das ganze Projekt „Bewegung" starten. Als erstes geht es darum, dass man an den Punkten anknüpft, die man schon hat und wie, das zeigt Ihnen das nächste Kapitel.

Kapitel 2- Bewegung in den Alltag bringen

Nachdem Sie nun wissen, wann Sie sich jeweils bewegen, geht es darum dort noch einen obendrauf zu setzen. Wenn Sie nun vom Parkplatz aus ins Gebäude zu Ihrem Büro gelangen müssen, nehmen Sie nicht den Lift! Verabschieden Sie sich schon einmal von allen technischen Transportmitteln innerhalb eines Gebäudes (Rolltreppe, Lift etc.), denn ab jetzt gibt es nur noch Treppen. Dies ist die erste perfekte Möglichkeit Ihren Bewegungsradius auszuweiten. Wenn Sie nun ins 10. Stockwerk fahren müssen, dürfen Sie auch mit den ersten zwei Stockwerken anfangen und den Rest mit dem Lift fahren; wie gesagt, will man es am Anfang ja nicht übertreiben.

Im Büro angekommen, setzt man sich für gewöhnlich hin und steht bis zum Mittagessen nicht mehr auf. Doch rein konzentrationstechnisch ist diese Methode nicht zu empfehlen, denn meist kann sich ein Mensch nach 45 Minuten nicht mehr richtig konzentrieren und hier wäre es Zeit, eine Pause einzulegen. Natürlich ist das im Alltag nicht immer möglich. Wenn man einmal konzentriert an etwas sitzt, kann man es nur schwer loslassen. Zwingen Sie sich aber nichtsdestotrotz nach höchstens zwei Stunden aus dem Stuhl und stehen Sie auf. Laufen Sie etwas herum und bestenfalls gehen Sie kurz an die frische Luft und trinken Sie einen Schluck Wasser. So ist Ihr Energietank ruckzuck wieder aufgefüllt. Bleiben Sie aber draußen nicht etwa stehen, denn stehen ist praktisch genauso ineffizient wie sitzen; vor allem Ihr Rücken wird Ihnen dankbar sein. Strecken Sie die Arme und Beine ruhig etwas aus.

Und zur Mittagszeit, wie sieht es dort mit der Bewegung aus? Gehen Sie in der Kantine oder auswärts essen? Wenn bei Ihnen Letzteres ansteht, dann ist die Sache schnell gelöst. Gehen Sie immer irgendwo anders essen und suchen Sie sich auch einmal Plätze aus, zu denen Sie ein paar Minuten mehr laufen müssen. Wenn Sie mit Ihren Kollegen aber in der Kantine essen, können Sie natürlich nicht als Einzelgänger draußen alleine essen gehen. Versuchen Sie es daher mit einem Kompromiss, Sie können fast den ganzen Mittag mit Ihren Arbeitskollegen verbringen und sich dann die letzten 10-15 Minuten für sich nehmen und noch etwas draußen spazieren gehen.

Bis zu diesem Punkt ist nun der Arbeitsalltag abgedeckt. Jetzt bleibt nur noch die Frage, wie Sie zur Arbeit kommen? Denn auch hier gibt es viele Möglichkeiten, bei denen Sie verschiedene Variationen ausprobieren können.

Es kommt als erstes darauf an, wie lange Ihr Arbeitsweg ist. Denn Fahrradfahren ist eine gemütliche Sache, schont die Gelenke und tut trotzdem so viel Gutes für den Körper. Doch wenn Ihre Arbeitsstelle mehr als eine halbe Stunde Autofahrt entfernt ist, wird die ganze Sache sehr anstrengend und zeitintensiv. Daher können Sie sich überlegen, ob Sie nicht auf die öffentlichen Verkehrsmittel umsteigen wollen. Denn dadurch sind Sie gezwungen sich mehr zu bewegen (der Weg zur Bushaltestelle/Bahnhof und der Weg dann bis zur Arbeitsstelle) und sparen je nachdem noch enorm Zeit. Denn der Morgen- und Abendverkehr kann sehr nervenaufreibend sein und ziemlich zeitkonsumierend. Mit dem öffentlichen Verkehr würden Sie dieses Problem umgehen und könnten in dieser Zeit etwas für sich tun, wie etwa das langersehnte Buch lesen.

Wenn Sie aber nicht auf den Autokomfort verzichten können, da beispielsweise der Arbeitsweg nur schlecht erschlossen ist oder das Pendeln noch mehr Zeit in Anspruch nimmt, gibt es auch hier eine Lösung: Parken Sie einfach das Auto weiter weg. Suchen Sie sich am Abend vorher einen Parkplatz aus und stellen Sie dann das Auto am nächsten Morgen dort ab. So haben Sie die Extrabewegung am Morgen und am Abend schon einmal sicher.

Kapitel 3 – Vor und nach dem Alltag

Wie Sie bis hierhin gesehen haben, gibt es viele Möglichkeiten etwas mehr Bewegung auf dem Weg zur Arbeit und während der Arbeitszeit einfließen zu lassen. Jedoch reicht ein kurzer Spaziergang oder ein anderer Arbeitsweg nicht aus, um langfristig abzunehmen. Doch für viele Menschen ist es schwierig neben den Alltagsverpflichtungen sich noch mehr Zeit freizuschaufeln. Sie müssen sich aber nicht unbedingt eine Stunde pro Tag unter der Woche freinehmen, auch weniger ist schon genug. Dabei müssen Sie sich anfangs entscheiden, ob Sie lieber am Abend (am besten nach der Arbeit und nicht vor dem Schlafengehen) oder am Morgen etwas unternehmen wollen. Wenn Sie sich nicht sicher sind, können Sie einfach einmal beide Varianten ausprobieren und sehen, was Ihnen besser gefällt. Auch wenn Sie sich nicht gerade zu den Morgenmenschen zählen, sollten Sie dem Ganzen einmal eine Chance geben. Die erste Zusatzaktivität, die Sie neben der Alltagsbewegung hineinbringen wollen, sollte nicht zu anstrengend sein und Ihnen vor allem Spaß machen. Wie wäre es einmal mit Schwimmen gehen? Dieser Sport belastet die Gelenke nicht und Sie können dies ganz nach Ihrem Tempo machen. Wenn Sie am Morgen gehen, haben Sie dazu noch den Vorteil, dass Sie dann Dusche und Sport in einem haben. Achten Sie einfach darauf, dass die Schwimmanlage entweder nahe bei Ihnen zu Hause ist oder aber idealerweise auf dem Weg zur Arbeit liegt. Sonst verlieren

Sie nur unnötig Zeit und wer hat schon Lust so viel Extrazeit zu investieren?

Wenn Sie sich entscheiden am Abend zu gehen, dann gilt das Gleiche wie am Morgen. Nur haben am Abend viele die Energie nicht, um noch etwas zu unternehmen; am liebsten will man nach Hause und seine Beine auf dem Sofa ausstrecken. Doch Sie werden auch schon beim ersten Mal merken, dass Sie doch noch genug Energie haben, um noch ein paar Bahnen zu schwimmen. Der schwierigste Teil ist nur der Anfang, wo man sich überwinden muss und der Rest geht dann wie von alleine.

Wer nicht so gerne schwimmt, der kann auch eine Runde Fahrradfahren gehen. Hier ist es wichtig, dass Ihr Sattel auf der richtigen Höhe eingestellt ist: Wenn Sie auf dem Sattel sitzen und in die Pedalen treten, dann sollte Ihr Knie nicht mehr als eine gerade Linie mit dem Oberschenkel bilden, am besten sollten die Knie etwas unterhalb dieser Höhe sein. Der Vorteil am Fahrradfahren ist, dass Sie neben der zusätzlichen Bewegung auch noch viele neue Gebiete von Ihrer Umgebung entdecken werden. Doch ob Sie nun mit Fahrradfahren oder Schwimmen starten, wichtig ist, dass Sie sich nicht übernehmen und die ganze Sache locker angehen. Schwimmen Sie am Anfang nur ein paar Runden und machen Sie so viel wie Sie Lust haben. Wenn Sie sich erst einmal an Ihren neuen Alltagsrhythmus gewöhnt haben, können Sie anfangen sich höhere Ziele zu setzen.

Und damit Sie auch wirklich jedes Mal gehen, sollten Sie sich die Angelegenheit einfacher gestalten, in dem Sie Ihre Sportsachen,

Ihre Schuhe und alles Erdenkliche, was Sie brauchen, schon am Vorabend bereitlegen. So verlieren Sie am Morgen nicht viel Zeit und haben dann bestimmt keinen Grund, um dann doch nicht zu gehen.

Kapitel 4 – Sich Neues getrauen

Um die ganze Geschichte mit der Bewegung interessant zu gestalten, sollten Sie auch immer wieder neue Dinge ausprobieren, die mit Bewegung zu tun haben, um nicht irgendwann in eine langweilige Routine von endlos vielen Schwimmbahnen zu verfallen. Denn neben den klassischen Aktivitäten, die viele gerne in ihrer Freizeit betreiben, gibt es noch so viel zu entdecken.

Am einfachsten jedoch würde Ihnen Ihr Abnehmprojekt fallen, wenn Sie dies mit jemandem zusammen oder in einem Team machen würden. Und das heißt jetzt nicht, dass Sie bei einem Abnehmprogramm mitmachen sollen, ganz im Gegenteil. Bei den verschiedenen Aktivitäten sollten Sie das Abnehmen nie als primäres Ziel vor Augen haben; nehmen Sie es als ein sekundäres. Denn anfangs mag das eine gute Strategie sein, doch langfristig wird diese Einstellung schwierig. Überlegen Sie sich dafür Folgendes:

Wenn Sie all die Dinge nun machen, ohne dass Sie Freude oder Spass daran haben, ziehen Sie einfach jedes Mal das gleiche Programm durch. Wenn Sie dann Ihr Ziel erreicht haben, müssen Sie sich ehrlich fragen, ob Sie das dann auch einfach so weiterziehen werden. Vermutlich nicht. Daher geht es in diesem Kapitel darum, dass Sie sich überlegen, welche Sportart oder welche Art von Verein zu Ihnen passen würde und wo Sie sich langfristig sehen könnten. Denn wenn Sie einen fixen Termin in Ihrer Agenda haben, wird es Ihnen viel schwerer fallen diesen zu missen. Und neue Leute mit den gleichen Interessen werden Sie ganz bestimmt kennenlernen. Behalten Sie daher immer einen offenen Blick und probieren Sie auch Kurse aus, bei denen Sie sich nicht sicher sind, ob sie Ihnen gefallen werden. Schließlich sind Sie zu nichts verpflichtet und wenn Ihnen etwas nicht gefällt, können Sie ja immer noch wechseln.

Bei den einzelnen Beschreibungen der Aktivitäten wird stehen, für wen diese geeignet sind und was Sie dort erwarten wird. Daher viel Spaß beim inspirieren lassen.

4.1 Wandern

Für jedes Alter und jede Art von Gelenken gedacht: Wandern. Vor allem für Menschen mit Übergewicht ist Wandern die perfekte Art um in die Welt des Sportes einzusteigen. Dabei sollten Sie immer jemanden mitnehmen oder wenn Sie unbedingt alleine gehen, jemanden informieren, wohin Sie gehen. Schauen Sie sich unbedingt vorher den Wetterbericht an und achten Sie darauf, die wichtigsten Dinge eingepackt zu haben: Einen Regenschutz, genügend warme Kleidung, mindestens 2 Liter Wasser, ein kleines Nothelferset und ein Handy mit genug Akku. Achten Sie zudem unbedingt darauf, die richtigen Schuhe zu tragen, das ist das A und O beim Wandern. Dafür können Sie sich in einem Sportgeschäft beraten lassen. Mit normalen Schuhen bekommt man schnell Blasen über, die Füße tun weh und der Rücken wird nach einer mehrstündigen Belastung auch nicht gut gestützt. Um eine Wanderung zu unternehmen, müssen Sie nicht unbedingt stundenlang mit dem Zug hinausfahren. Sie können auch durch einen Wald in Ihrer Nähe wandern; Sie haben bestimmt noch nicht jeden Fleck von Ihrer Wohnumgebung entdeckt.

Lisa Seifert

4.2. Wintersaison – Skilanglauf, Schlitteln und Schlittschuhlaufen

Menschen im höheren Alter haben im Winter nicht mehr die Energie, um den ganzen Tag Skifahren zu gehen oder haben Angst sich zu verletzen. Andere Leute mögen das Skifahren allgemein nicht sehr. Gerade im Winter in der Weihnachtszeit legen sich viele Menschen auf die faule Haut und die Bewegung im Alltag fällt auf null (außer man stattet der Verwandtschaft einen Besuch ab oder steht auf, um sich noch mehr Weihnachtsgebäck zu holen). Doch nur, weil es draußen vereist und viele Läden geschlossen sind, gibt es trotzdem noch keinen Grund, um auf der faulen Haut zu liegen. Denn auch in der kalten Jahreszeit gibt es noch genügend Angebote. Wer sich vorstellen kann in die Berge zu fahren, muss nicht zu den Skiern greifen. Wie wäre es einmal mit Langlauf? Dabei können Sie sich einer Anfängergruppe anschließen und loslegen. Es gibt diesbezüglich viele Angebote und das Ganze ist ziemlich gelenkschonend. Den Schwierigkeitsgrad können Sie sich selbst aussuchen – entweder sind Sie schnell unterwegs oder nicht -, doch er hängt auch von der Landschaft ab; gerade Strecken werden wesentlich einfacher sein als wenn es bergauf geht. Klären Sie daher am Anfang lieber ab, wohin es die Langläufergruppe verschlagen wird.

Wer sich aber ganz von den Skiern verabschieden will, der kann zum Schlitten greifen. Wenn es in der Kindheit schon so viel Spaß gemacht hat, spricht nichts dagegen, dass es auch heute noch ein Heidenspaß werden kann. Sie müssen einfach darauf achten, welche Art von Schlitten Sie nehmen; schlimmstens (oder je nach Geschmack: bestenfalls) sausen Sie unkontrolliert die Strecke hinunter. Fragen Sie daher unbedingt bei der Ausleihstation nach. Ansonsten gibt es beim Schlitteln nicht groß was zu beachten. Seien Sie sich aber bewusst, dass Sie die ganze Angelegenheit in den nächsten Tagen noch im Rücken und in den Beinen spüren werden.

Und wer schließlich gar nichts mit Schnee am Hut hat, der sollte zu den Schlittschuhen greifen. Das ist der perfekte Sport, ob alleine oder mit jemanden in Begleitung. Wer noch nie Schlittschuh gefahren ist, der sollte sich unbedingt einmal im Leben auf die Kufen gestellt haben. Viele Menschen haben Hemmungen, da sie Angst vor dem Hinfallen haben. Doch man kann sich Stützen mieten. Man kann sich dann sozusagen an diese lehnen und über das Eis gleiten. Und wer keine Stütze möchte, der kann sich einfach an der Seite halten und sich ab und an am Geländer halten. Es braucht zwar am Anfang etwas Mut, doch der wird sich nach ein wenig Übung und Gewöhnung auszahlen.

4.3 – Einen Tanzkurs besuchen

Lassen Sie sich bloß nicht vom Titel abschrecken! Für diese Aktivität muss man kein Tanztalent besitzen oder groß Erfahrung im Tanzen haben. Man kann sich in einem Tanzkurs für Standardtänze einschreiben ohne einen Tanzpartner zu haben. Denn meist werden in den Kursen ständig die Tanzpartner gewechselt. Aber das ist auch gut so. Denn durch den ständigen Partnerwechsel lernen Sie immer wieder neue Leute kennen und wie schon gesagt, können Sie da auch ohne Probleme alleine hingehen – das machen noch viele. Informieren Sie sich über die verschiedenen Tänze und was es alles für Musik dazu gibt. Denn schließlich sollte Ihnen auch gefallen, was Sie lernen und hören.

Viele fragen sich vor dem ersten Kursbesuch was Sie anziehen sollen und vor allem welche Schuhe. Viele Webseiten der Kursanbieter schreiben auf ihrer Seite, was für Kleidung angemessen ist und in praktisch allen Fällen heißt es, dass man gemütliche Schuhe und Kleidung tragen soll, in denen man sich wohl fühlt. Und falls was Anderes gelten sollte und Sie spezielle „Ausrüstung" brauchen, können Sie sich immer noch bei anderen Anbietern umsehen.

Wenn dann der Kurs beginnt, macht man meist zuerst „Trockenübungen". Dabei steht dann jeder für sich und vorne werden jeweils die Schritte für die Frauen und die Männer einzeln gezeigt und dann werden diese Basisschritte zuerst einstudiert. Und dann nach wenigen Minuten, schnappt man sich eine Person und kann versuchen die Schritte auszuprobieren. Die meisten Menschen sind dort sehr offen und man kann immer wieder zwischendurch ein kurzes Gespräch führen.

Diese Aktivität kann je nach gewähltem Tanzstil sehr anstrengend werden, doch in der Regel dauert es immer eine Zeit, bis man drin ist und so sind es dann vor allem kleine und kurze Bewegungen, die man macht. Doch es ist für jedes Alter gedacht, genügend Bewegung ist enthalten und an Spaß wird es ganz bestimmt nicht mangeln.

4.4 Orientierungslauf

Wer gerne viel Zeit in der Natur verbringt, der sollte sich unbedingt über die verschiedenen Angebote an Orientierungsläufen informieren (kurz: OL). Beim OL geht es darum, dass man in Zweierteams – oder auch mehr – eine vorgegebene Strecke auf einer Karte so schnell wie möglich bewältigt. Dabei müsste man sich ein wenig mit Kartenlesen und Kompass auskennen oder einfach einmal zu Hause etwas ausprobieren. Denn das Spannende am OL ist, dass man unterwegs verschiedene Aufgaben lösen oder sich Nummern an den Posten auf der Strecke notieren muss. Viele OLs werden auch in Städten abgehalten und so kann man auch gleich eine Stadt ganz neu kennenlernen. Denn manchmal verschlägt es einen an die verschiedensten Orte. Es gibt jedoch auch OLs im Wald, dies ist jedoch für erfahrenere Läufer zu empfehlen, da das Kartenlesen hier nicht so einfach wie in der Stadt ist und man sich leicht den Fuß verdrehen kann bei der unebenen Strecke.

Auch hier kann man mit verschiedener Kondition antreten und in jedem Alter. Wenn man einen Kurs für Anfänger besucht, werden einem dort alle Grundlagen beigebracht und man kommt schnell hinter das System des OLs.

Wenn Sie nun vorhaben, dies mit jemandem gemeinsam zu versuchen, sollten Sie darauf achten, dass die Person eine ähnliche Kondition wie Sie hat. Denn ansonsten macht es für beide keinen Spaß, wenn man hinter dem anderen hinterherrennen muss und es zu schnell beziehungsweise zu langsam geht. Selbstverständlich können Sie den Kurs auch alleine besuchen und Sie lernen dann dort schnell Leute kennen, die auf dem gleichen Level wie Sie sind.

4.5 Kampfsport

Wer es unbedingt mal wissen will und eine körperliche Herausforderung sucht, der sollte sich dem Kampfsport widmen. Die meisten lehnen es ab, es überhaupt einmal zu versuchen, da sie nicht kämpfen wollen. Doch wenn man nicht gerade ins Thai-Boxen geht, dann gibt es noch viel mehr zu entdecken als das Kämpfen. So besteht beispielsweise das Karate nur zu einem Drittel aus dem Kampf. In der restlichen Zeit widmet man sich verschiedenen Techniken, Kicks und lernt seinen Körper in verschiedenen Situationen zu kontrollieren. Im Taekwondo ist in den ersten Jahren das Kämpfen für Anfänger nicht einmal erlaubt, denn sie haben noch nicht gelernt, wie sie ihre Bewegungen so kontrollieren können, wie es der saubere Kampf vorsieht.

Zudem gibt es je nach Kampfsport Kampfarten, bei denen es nicht erlaubt ist, den Partner zu berühren. Man bekommt dann einen Punkt über, wenn man die Technik sauber ausgeführt hat und den Abstand vom Partner eingehalten hat. Von dem her muss man sich über Schmerzen keine Gedanken machen.

Man wird nicht nur körperlich herausgefordert, sondern auch geistig. Dieser Sport ist perfekt geeignet um sein Selbstbewusstsein, seine Geduld und das Durchhaltevermögen zu stärken. Denn man wird oft an seine Grenzen gebracht und muss die Zähne zusammenbeißen können, denn es ist wichtig im Kampfsport die nötige Kondition und Kraft zu besitzen, da auf diese im Training sehr viel Wert gelegt wird.

Der Vorteil ist hier, dass sich jeder selbst einteilen kann, wie viel er investieren möchte. Denn meist werden die Techniken (Kicks, Schläge oder Stellungen) vorgestellt und besprochen und dann kann man das für sich üben oder man läuft es in der Gruppe. Auch bei den Fitnessübungen werden die erwarteten Zahlen angegeben und dann hat man Zeit um die Übungen auszuführen. Beispielsweise muss man als Anfänger zwanzig Liegestütze auf den Fäusten absolvieren können (das hört sich zwar hart an, jedoch gewöhnt man sich nach einer gewissen Zeit dran) und dazu wird einem genug Zeit zur Verfügung gestellt, so dass auch jeder ohne Stress sein Pensum absolvieren kann.

Doch nichtsdestotrotz sollte man sich bewusst sein, dass jede Art von Kampfsport sehr körperintensiv ist und für Menschen mit Gelenkproblemen oder anderen körperlichen Beschwerden nicht geeignet ist.

4.6 Das Fitnessstudio

Haben Sie sich schon einmal Gedanken über eine Fitnessstudio-Mitgliedschaft gemacht? Viele Menschen, die vorher noch nie viel Sport betrieben haben, lassen sich schnell vom Gedanken Fitness-studio abschrecken und wissen nicht, wie das dort alles abläuft. Man stellt sich Muskelpakete vor, die vor dem Spiegel stehen und die riesigen Hanteln schwingen. Doch dies ist nur ein Klischee – natürlich gibt es auch diese Sorte von Sportlern -, denn das Studio ist vielfältig belegt und man findet Menschen verschiedenen Alters vor, Männer sowie Frauen.

Doch es gibt nicht nur den Kraftraum mit allen Geräten, meist bieten die Studios auch viele Kurse an, wie etwa Aerobic, Zumba oder Spinning. Informieren Sie sich einfach einmal darüber, was es alles bei Ihnen in der Nähe gibt. Und wenn Sie schon dabei sind, können Sie auch gleich zur Nummer Ihrer Krankenkasse greifen und dort nachfragen, ob die Versicherung einen Teil der Fitnessmitglied-schaft bezahlen würde. Denn viele Zusatzversicherungen über-nehmen einen Teil der Kosten, schließlich geht es auch hier um die Gesundheit. Informieren Sie sich daher unbedingt, damit können Sie eine Menge Geld sparen. Wie schon im ersten Teil ein paar Mal erwähnt wurde, ist es auch hier wichtig, dass Sie auf die Lage des Studios achten. Am besten sollte es in der Nähe des Arbeitsplatzes sein, sodass Sie direkt nach der Arbeit gehen können. Lassen Sie sich nicht dazu verleiten noch „schnell nach Hause zu gehen", sich kurz auszuruhen und dann loszugehen. In vielen Fällen wird es schwierig sein, sich aus dem Sofa zu erheben, wenn man es sich erst gemütlich gemacht hat nach einem langen Tag. Fordern Sie daher Ihren Schweinehund nicht unnötig heraus und nehmen Sie die Sportsachen direkt mit ins Geschäft.

Nun bleibt noch die Frage, was alles in eine Sporttasche hineingehört. Neben den Sportsachen, wie Shorts (tragen Sie lieber keine langen Hosen, da es schnell warm werden kann im Studio), T-Shirt und einem guten Paar Sportschuhe (diese sollten vorher nicht draußen getragen werden), gehört auch ein kleines Frottiertuch mit in die Sportsache. Dies ist in praktisch jedem Studio Pflicht und wird aus hygienetechnischen Gründen gebraucht. Viele Menschen benutzen die gleichen Geräte und daher werden die Sitzflächen mit dem eigenen Tuch abgedeckt, um nicht gleich alles vollzuschwitzen. Schließlich braucht es nur noch Duschzeug und dann sind Sie auch schon bereit.

Rufen Sie ein paar Tage vor dem ersten Besuch im Studio an und fragen Sie nach einer Beratungsstunde. Diese ist in den meisten Fällen gratis und dient dazu, dass man das Studio und die Geräte kennenlernt. Sagen Sie offen, dass Sie noch keine Erfahrung haben und sich gerne beraten lassen würden; die Leute dort werden Ihnen gerne weiterhelfen, das ist schließlich Ihr Beruf. Besuchen Sie das Studio nicht auf eigene Faust und probieren irgendwelche Geräte aus. Denn wenn man die Geräte falsch benutzt, richtet man nur noch mehr Schaden als Gutes an. Durch falsche Belastung mit viel Gewicht, kann das zu ernsthaften Gelenkproblemen oder

Muskelverletzungen führen.

Sagen Sie Ihrem Berater auch, dass Sie abnehmen möchten und was Ihre Ziele sind. Gemeinsam können Sie dann einen Plan erstellen und die richtigen Geräte aussuchen.

Neben den Geräten fürs Krafttraining, gibt es auch noch welche um die Ausdauer zu trainieren.

Teil III – Die Psyche

Genauso wie Bewegung und Ernährung, ist auch die Psyche ein essenzieller Mitspieler im Metabolismus. Mit dem Stress verlangsamt sich der Metabolismus und der Körper ist damit beschäftigt, mit dem Stress umzugehen und setzt alles daran, dass er den hohen Anforderungen gewachsen ist:

Der Körper besteht simpel ausgedrückt aus zwei Systemen, dem Sympathikus und dem Parasympathikus. Das erste dieser zwei Systeme ist das „fight or flight"-System, dieses ist aktiv, wenn man sich in einer Stresssituation befindet. Der Parasympathikus dagegen ist aktiv, wenn der Körper im entspannten Zustand ist, dies wäre dann das „rest and digest"-System. Diese zwei Systeme ziehen verschiedene Körperzustände mit sich in den verschiedensten Bereichen. So sind beim Aktivzustand des Sympathikus die Pupillen erweitert, der Herzschlag ist beschleunigt, die Verdauung gehemmt und Adrenalin wird freigesetzt; dieses Stresshormon ist überlebenswichtig, jedoch kann es auch zu Übelkeit, Kopfschmerzen, Herz- und Kreislaufproblemen führen. Dagegen sind beim Aktivzustand des Parasympathikus die Pupillen verengt, der Herzschlag verlangsamt und die Verdauung angeregt.

Wie Sie sehen ist beim Sympathikus der Körper bereit Höchstleistungen zu vollbringen. Das System basiert auf den Lebensumständen, seit es den Menschen gibt. Früher, als es als Steinzeitmensch ums pure Überleben ging und jedes Geräusch im Busch den Tod bedeuten konnte, war es lebenswichtig, dass der Körper in Stresssituationen von einer Sekunde auf die andere aktiv werden konnte und man sich in Sicherheit bringen konnte. Um so schnell wie möglich losrennen zu können, beschleunigt sich der Herzschlag und der ganze Körper wird aktiv, damit man losrennen kann. Heute müssen wir nicht mehr vor unseren Fressfeinden fliehen und doch sind die zwei Systeme geblieben. Man merkt aber auch noch in der heutigen Zeit etwas von unserem Ursystem: Wenn Sie in der Nacht draußen sind und einen merkwürden Schatten bemerken und es für ein Tier halten, kann es sein, dass Sie aufspringen und sich erschrecken. Beim genaueren Hinsehen bemerkt man dann, dass es doch nur ein merkwürdiger Baumstumpf war, doch man spürt sein Herz immer noch wie wild pochen und die Hände sind verschwitzt.

Doch dies sind dann eher die seltenen Momente aus dem Alltag, an denen man den „Urstress" miterlebt, heute wird der Körper weniger direkt als indirekt beansprucht. Denn wenn man jeden Tag bis spät in die Nacht noch zu Hause arbeiten muss, nachdem man schon den ganzen Tag auf der Arbeit geschuftet hat, erlebt der Körper je nachdem auch Stress, obwohl man „nur" den ganzen Tag sitzt, ohne sich körperlich stark anstrengen zu müssen. Und trotzdem ist der Sympathikus auch hier aktiv und darauf geht auch das Sprichwort zurück: „Es schlägt mir auf den Magen". Die Verdauung arbeitet in diesem Zustand nur schwer und man fühlt sich unwohl. Es ist klar ersichtlich, dass Stress auf lange Hinsicht den Körper schädigt und langfristig kann ein solcher Zustand nicht erhalten bleiben. Denn der Körper hat nicht genügend Zeit, um sich zu regenerieren und zu entspannen und am Ende arbeitet er sogar gegen sich selbst. Und dies funktioniert so: Beim Stress wird nebst Adrenalin und Co. auch noch Kortisol ausgeschüttet, dies schwächt das Immunsystem. Doch der Sympathikus schützt den Körper und hält ihn Aufrecht für die Stressperiode. Wenn man sich dem Stress jedoch lange aussetzt, ohne zwischendurch Pausen einzulegen, gibt auch der Sympathikus nach und nun arbeiten beide Systeme gegen das Immunsystem und man wird krank. Viele Menschen werden aber auch erst in den Ferien krank.

Wie Sie sehen, bringt Stress den ganzen Körper ziemlich durcheinander, samt seinem Hormonhaushalt und der Verdauung.

Dauerstress macht das Abnehmen und einen gesunden Lebensstil praktisch unmöglich und erschwert einem die ganze Sache erheblich. Daher ist es für Sie neben viel Bewegung und einer gesunden Ernährung unabdinglich, dass Sie wissen, wie Sie mit Stress umgehen können, aber auch Methoden finden, wie Sie sich wieder entspannen können, so dass der Parasympathikus seine Arbeit verrichten kann.

Kapitel 1 – Über den Stress schreiben

Nachdem Sie nun all die Theorie über den Stress gelesen haben und wissen, dass Sie den Stress nicht unterschätzen dürfen, geht es nun an die Praxis. Als allererstes geht es darum, dass man sich des Stresses bewusst wird. Denn oftmals kommen wir nach einem langen Tag nach Hause, sind total angespannt und aufgekratzt und wissen gar nicht wieso. Darum sollten Sie nun hier anfangen, sich den Stress bewusst zu machen. Gibt es bestimmte Zeiten, in denen Sie besonders für Stress anfällig sind? Wann haben Sie das letzte Mal Stress erlebt? Haben Sie immer wieder den Gedanken, dass Ihnen alles über den Kopf wächst und zu viel wird?

Überlegen Sie sich zu all den Fragen eine Antwort bevor Sie weiterlesen. Schreiben Sie sich allgemein alles auf, was Sie mit Stress assoziieren. Machen Sie dies ganz spontan und schreiben Sie stichwortartig auf, was Ihnen gerade durch den Kopf geht.

Wenn Sie damit fertig sind, schauen Sie sich Ihre Liste an und hängen Sie diese irgendwo auf, wo Sie sie gut sehen können. Es geht nun darum all diese Punkt zu reduzieren und schließlich ganz zu eliminieren.

Doch die Liste hilft Ihnen auch sich selbst besser kennenzulernen. Wenn Sie nämlich wissen, wann Sie ganz besonders anfällig auf Stress reagieren, wird es Ihnen das nächste Mal schon einfacher fallen damit umzugehen. Hier einmal ein Beispiel:

Wenn Sie merken, dass Sie schnell aus der Haut fahren, wenn Sie müde sind und den Stress besonders gut spüren, können Sie das nächste Mal zu sich selbst sagen: „Das Ganze ist nicht so schlimm, ich bin einfach nur gereizt, weil ich müde bin." So gelangt die Stresssituation schon in ganz anderes Licht. An diesem Tag kann man daher versuchen, die Arbeit etwas lockerer anzugehen und dafür gibt man am nächsten Tag, ausgeruht und ausgeschlafen, wieder Vollgas.

Versuchen Sie allgemein das Schreiben in Ihr Leben zu integrieren. Etliche psychologische Studien haben belegt, dass man sein psychisches Wohlbefinden steigern kann, wenn man sich Ereignisse aufschreibt und sie so neu ordnet.

Nachdem Sie das ganze Buch gelesen haben und anfangen Ihr Leben Schritt für Schritt umzukrempeln, sollten Sie jede Woche solch eine Liste schreiben. Und mit der Zeit werden Sie sehen, dass Sie immer etwas kleiner wird. Doch es ist nicht nur wichtig, dass Sie sich im Nachhinein des Stresses bewusst werden, Sie müssen auch Übung darin finden, den Stress im Alltag selbst zu erkennen. Natürlich wird es auch immer wieder kurze Phasen geben, wo es dann mehr zu tun geben wird. Doch das Wichtigste ist dann, dass Sie ein paar Methoden im Hinterkopf behalten, die Ihnen helfen sollen, sich in der Zeit so gut wie möglich zu entspannen.

Kapitel 2 – Die richtigen Düfte einsetzen

Mit dem Geruchssinn kann man schon viel zur Entspannung beitragen, man muss ihn nur richtig einsetzen können. Der Geruchssinn ist stark gekoppelt mit unserem Gedächtnis. Ein jeder hat das schon erlebt: Wenn man die Straße entlangläuft und einem ein Geruch in die Nase steigt und man plötzlich mit den Gedanken ganz wo anders ist. Machen Sie sich diese neurologische Verbindung zu Nutze und denken Sie an Düfte, die Sie glücklich machen oder entspannen.

Was praktisch immer entspannt ist Lavendel. Ob in Form von Duschgel, Kerzen oder Öl, der blumige Duft zieht immer. Man kann sich beispielsweise eine Lavendelcreme mit auf die Arbeit nehmen und dann etwas auf die Hand tun, wenn man sich gestresst fühlt. Wer es etwas herber mag, der kann zu ätherischen Ölen greifen. In vielen Drogerien oder Apotheken finden Sie kleine Fläschchen mit Lavendelöl gefüllt. Da dieser Geruch sehr intensiv ist, reicht es schon, wenn man 1-2 Tropfen auf den Handrücken gibt.

Neben Lavendel sorgen auch folgende Düfte für einen entspannten Geist:

Melisse, Anis, Rose, Bergmotte, Zitronengras, Vanille, Orange, Zimt, Kamille, Jasmin.

Probieren Sie einfach ein paar Düfte aus, bis Sie den Richtigen gefunden haben.

Kapitel 3 – Entspannung nach der Arbeit

Damit ein guter Schlaf vorprogrammiert ist, muss man am Abend nach der Arbeit auch abschalten können. Wer ständig mit den Gedanken bei der Arbeit und allen Verpflichtung ist, der kann auch nicht ruhig einschlafen. Nehmen Sie sich dafür jeden Abend eine halbe Stunde Zeit, in der Sie etwas unternehmen, das Sie entspannt. Sehen Sie das nicht als Zeitverschwendung oder als Zeit, die man für etwas Besseres nützen könnte. Denn schließlich ist diese Zeit ein Investment für den nächsten Tag. Wenn Sie einen guten Schlaf haben, sind Sie über den Tag fitter und können mehr leisten, nicht nur geistig, sondern auch körperlich (behalten Sie immer wieder den Parasympathikus im Hinterkopf!). Wenn Sie nicht ausgeruht sind, können Sie auch nicht genug Energie aufwenden für Ihre Sporteinheit.

Wie Sie sehen, bringt ein entspannter Abend viele Vorteile mit sich. Wenn Sie am Abend nach Hause kommen, versuchen Sie das Wichtigste schon zu machen, bevor Sie sich hinsetzen und ausruhen. Denn jeder kennt es, wenn die Motivation für die Haushaltserledigung mit jeder Minute, die man sitzend verbringt, sinkt. Überlegen Sie sich daher am Abend vorher oder spätestens auf dem Weg nach Hause, was Sie alles noch zu erledigen haben. Machen Sie sich einen fixen Plan. Wenn Sie dann alles erledigt haben, können Sie sich Ihrer Entspannung vollkommen hingeben und müssen im Hinterkopf nicht ständig an all die Verpflichtungen denken.

Wenn Sie nun die Vorbereitungen getroffen haben, beziehungsweise das Wichtigste erledigt haben, bleibt nur noch die Frage, wie man sich entspannen kann. Wie wäre es mit einem schönen Bad mit Lavendelkerzen? Das ist die beste Möglichkeit nicht nur den Geist, sondern auch den Körper zu entspannen. Durch das warme Wasser entspannen sich die Muskeln und die Herzfrequenz sinkt. Arbeiten Sie mit Düften zusammen - wie oben erwähnt die Lavendelkerzen. Dadurch können Sie sich noch mehr entspannen und andererseits schaffen Sie so eine positive Koppelung an den bestimmten Duft. Wenn Sie das nächste Mal Lavendel riechen, werden Sie sich an das entspannende Bad zurück erinnern. Sie könnten dazu auch noch Ihre Lieblingsmusik abspielen (versuchen Sie aber auch hier entspannende Töne zu finden und keine Rocklieder abzuspielen).

Wer sich gar nicht vorstellen kann in der Badewanne zu liegen, der hat noch viele andere Möglichkeiten:

Ein Waldspaziergang eignet sich vor allem im Sommer bestens, da es dort meist noch etwas kühler ist und so neben der schönen Aussicht auch noch angenehme Temperaturen herrschen. Aber auch in den kühlen Jahreszeiten ist der Wald sehr einladend. Viele Menschen empfinden die Geräusche des Waldes (wie etwa Vogelgesang oder Blätterrauschen) als besänftigend.

Sonst können Sie sich auch mit einem warmen Tee und einem guten Buch ins Wohnzimmer setzen und mit einer kuschligen Decke auf dem Sofa einnisten.

Oder Sie versuchen es noch mit einer Runde Yoga und Atemübungen und wie das geht, zeigt Ihnen das nächste Kapitel.

Kapitel 4 – Yoga und die richtige Atmung

Die Männer unter den Lesern sollten sich bloß nicht von dem Titel des Kapitels abschrecken lassen. Yoga ist längst nicht mehr nur Frauensache, auch viel Männer haben dies für sich entdeckt. So werden Sie in einem Yogakurs auch immer Männer antreffen. Dafür muss man auch gar nicht beweglich oder sportlich sein. Natürlich sind dies die meisten, die Fortgeschrittenenkurse besuchen, doch um die geht es ja hier erstmal nicht.

Yoga ist die perfekte Art um Geist und Körper in einen tiefentspannten Zustand zu bringen. Dabei ist die Kombination zwischen Bewegung und Atmung der Grundstein. Es sind fließende Bewegungen, die langsam und entspannt ausgeführt werden. Dazu wird dann die Atmung angepasst.

Es gibt zwei Möglichkeiten, wie Sie sich nun ans Yoga herantasten wollen. Dabei können Sie ganz klassisch einen Kurs besuchen oder aber zusammen mit YouTube lernen. Es gibt unzählige Kanäle, die einem Yoga beibringen können. Es wäre jedoch empfehlenswert, dass Sie zuerst einen Grundkurs absolvieren, bei dem Sie sicher sein können, dass Sie auch etwas Richtiges lernen. Danach, wenn Sie schon mehr Erfahrung auf diesem Gebiet gesammelt haben, können Sie sich im Internet Ergänzungen zu Ihren Grundlagen holen.

Stoffwechsel ankurbeln

Wie schon im zweiten Teil im Kapitel 4 erwähnt, gibt es im Fitnessstudio neben den Geräten noch viele weitere Kurse, die in Nebenräumen angeboten werden. Informieren Sie sich daher im Fitnessstudio in Ihrer Nähe über die Angebote für Anfänger. Wenn Sie dann einen Ort gefunden haben, sollten Sie sich noch darüber informieren, ob Sie eine Yogamatte mitbringen müssen oder diese dort schon bereitstehen. Meist gibt es noch Yogamatten vor Ort und wenn nicht, fragen Sie, ob Sie sich eine ausleihen dürfen. Denn je nachdem, falls Sie merken würden, dass Yoga doch nichts für Sie ist, wäre es schade, Geld umsonst ausgegeben zu haben. Nun, wenn alles bereit ist, bleibt nur noch die Frage: Was zieht man an?

Hier gilt das Motto: Kleiden Sie sich so gemütlich wie nur möglich! Ein T-Shirt und eine gemütliche Stoffhose reicht schon völlig. Am Ende einer Stunde stehen meist noch Entspannungsübungen an, bei denen man daliegt und nach einer speziellen Atemtechnik atmet. Daher sollten Sie unbedingt noch einen langärmligen Pullover oder dergleichen mitnehmen, da es sonst kühl werden könnte.

Wenn Sie nun im Yogastudio angekommen sind, werfen Sie unbedingt einen genauen Blick auf die Umgebung und achten Sie sich auf die Atmosphäre. Gefällt Ihnen der Raum, fühlen Sie sich wohl? Es geht in erster Linie darum, dass Sie sich in der Stunde entspannen können und das ist nur möglich, wenn Sie sich dort drin wohl fühlen. Achten Sie auch auf die Stimme der Yogalehrerin. Denn oftmals werden Sie ihren Instruktionen zuhören müssen und dann die Bewegungen ausführen. Daher sollten Sie auch die Stimme gut leiden können. Wenn Sie nun mit allem zufrieden sind, kann der

Kurs starten. Sie können diese Zeiten als Ihre Entspannung für den Abend nutzen. Zwar dauert eine Yogalektion länger als eine halbe Stunde (ca. 1h – 1.5h), doch dafür können Sie am nächsten Abend die Zeit für die Entspannung etwas kürzen, falls es mehr zu tun gibt.

Schon nach einigen wenigen Lektionen werden Sie wertvolle Tipps gelernt haben darüber, wie man sich rein durch die Art der Atmung entspannen kann. Diese Techniken können Sie dann auch im Alltag anwenden. Wenn Sie nicht daran glauben, dass die Art der Atmung einen großen Beitrag zum Entspannungsgefühl leisten kann, probieren Sie einmal Folgendes:

Stellen Sie sich vor, dass Sie vor einem Spiegel stehen und dass Sie diesen anhauchen. Halten Sie sich die Hand vor den Mund und führen Sie die „Anhauch-Atmung" durch, atmen Sie jedoch durch die Nase wieder ein und nicht durch den Mund. Tun Sie das einige Mal. Nun geht es darum, dass Sie diese Atmung durchführen, dieses Mal aber mit geschlossenem Mund. Das brauch am Anfang etwas Übung und wenn es nicht klappt, versuchen Sie nochmals die Atmung mit dem offenen Mund und achten Sie sich dabei stark darauf, wie es sich in der Kehle anfühlt. Schlussendlich sollte das Ausatmen hörbar sein und aus dem Rachen kommen. Atmen Sie immer so lange aus, bis es nicht mehr geht und Ihr Körper automatisch neu Luft holen muss. Da man so länger aus- als einatmet, entspannt sich der Körper.

Machen Sie nun die Augen zu und atmen Sie mit dieser Technik mindestens zwei Minuten. Dadurch, dass die Atmung hörbar ist, können Sie sich vollumfänglich auf dieses Geräusch konzentrieren und schon nach einer kurzen Zeit hat man das Gefühl in einer Art Trance zu sein. Na, fühlen Sie sich schon entspannter?

Diese Atemübung kann man auch gut gebrauchen, wenn man aufgebracht ist oder im Stress. Eine kurze Minute reicht schon aus, um wieder etwas entspannter zu sein.

Kapitel 5 – Reden Sie

Kennen Sie auch diese Momente im Leben, wenn man sich lange über ein Thema sorgen macht oder sich schrecklich über ein Ereignis aufregt und wenn man es dann laut ausspricht oder mit jemandem drüber redet, fragt man sich im Nachhinein, wieso man sich überhaupt so viel Gedanken gemacht hat?

Es passiert oft, dass uns Dinge im Kopf viel schlimmer zu sein scheinen, als dass Sie es in Wirklichkeit sind. Auch wenn wir uns Sorgen machen über ein bevorstehendes Ereignis, stellen wir uns die schlimmsten Szenarien vor und wie schlecht es uns gehen wird, wenn wir etwas nicht erreichen, was wir wollen. Doch in diesem Fall trickst uns unsere eigene Psyche etwas aus. Die Vorstellung, dass Konsequenzen einen viel größeren Einfluss auf die Dauer und Intensität unserer Gefühle haben, als dass dies in Wahrheit der Fall ist, nennt man „Impact Bias". Denn Menschen sind sich im Allgemeinen nicht bewusst, wie gut sie in Wirklichkeit mit Problemen umgehen können. Vieles passiert auf einer unbewussten Ebene, sodass wir gar nicht aktiv merken, dass unsere eigene Psyche einen großen Teil von selbst macht, ohne dass wir selbst eingreifen müssen.

Ein gängiges Beispiel für den „Impact Bias", das viele bestimmt schon einmal im Leben erlebt haben, ist die Trennung nach einer längeren Beziehung. Wenn man sich vorstellt, vom Partner getrennt zu sein, stellt man sich die schlimmsten Szenarien vor und das sinnlose Leben, das einen erwarten wird. Doch wenn es dann so weit ist, verspürt man in der Tat negative Gefühle, doch sie sind noch lange nicht so schlimm, wie man sich das vorgestellt hat. Manchmal ist man sogar selbst überrascht, wie gut es einem wirklich geht.

Doch der „Impact Bias" tritt nicht nur bei negativen Ereignissen auf, sondern auch bei positiven. Die Frauenwelt ist hier sehr wahrscheinlich mehr betroffen als die Männer: das Shoppen. Wenn man einkaufen geht, stellt man sich das positive Gefühl im Nachhinein viel besser und länger anhaltend vor, doch die Ernüchterung folgt schnell und man fragt sich im Nachhinein, wo denn das überschwängliche Gefühl hin ist.

Wie Sie sehen, trickst uns unsere Psyche immer wieder aus. Doch um dem entgegenzuwirken, müssen Sie reden. Denn nicht nur hören Sie dann, wie sich Ihr Gedanke in Wirklichkeit anhört – denn meist ist Gedankliches weit entfernt von der Realität -, sondern Sie bekommen je nachdem noch eine neue Perspektive aufgezeigt, an die Sie vorher noch nie gedacht haben. Denken Sie daran, dass jeder Mensch die Welt auf seine Weise sieht und dass es sich lohnt, sich auch mal die Sichtweisen von Anderen anzusehen. Die Welt ist nicht nur schwarz und weiß. Und so sind auch die Menschen nicht nur gut oder böse. Denn einen Fehler, den praktisch alle Menschen immer wieder machen, nennt sich der „Attributionsfehler". Dieser Begriff kommt aus der Sozialpsychologie und beschreibt den Fehler, den der Mensch macht, wenn er das Verhalten einer Person beziehungsweise eine Situation beurteilen muss.

Der Fehler besagt, dass ein Mensch die situativen Faktoren viel zu stark vernachlässigt und dafür die dispositionalen Faktoren (Persönlichkeitseigenschaften, Werte, Einstellungen eines Menschen) zu stark gewichtet. Einfach gesagt, erklären wir ein Verhalten eines Menschen mehr durch seine Persönlichkeit, ohne dabei der Situation, in der sich die besagte Person befindet, genug Aufmerksamkeit zu schenken. Hier ein Beispiel dafür:

Stellen Sie sich vor, dass Sie in einem Restaurant sind und etwas bestellen. Die Kellnerin ist dabei ziemlich genervt und scheint Ihnen wenig Aufmerksamkeit zu schenken. Als sie Ihnen den Hauptgang bringt, bekommen Sie die falsche Bestellung serviert. Wenn Sie nun das Restaurant verlassen, werden Sie bestimmt meinen, dass die Kellnerin unhöflich und eine arrogante Person sein muss. Vielleicht wundern Sie sich noch darüber, dass sie die falsche Bestellung gebracht hat und nicht mal richtig Ihren Job ausführen kann. Doch wie würden Sie die Kellnerin sehen, wenn Sie vorher wüssten, dass heute Morgen ihr kleiner Sohn zu Hause krank geworden ist und sie auf die Schnelle Jemanden finden musste, da sie nicht frei bekommen hat und darum auch noch zu spät zur Arbeit gekommen ist; was ihren Chef gar nicht erfreut hat.

Man kann sich schwer vor diesem Fehler schützen, die Wertung einer Person passiert in Sekundenschnelle. Doch wenn man nun den Attributionsfehler und diese Geschichte im Hinterkopf behält, dann kann man sich in einem Moment, in dem man sich mal wieder über einen Mitmenschen aufregt klarmachen, dass man ja nicht die ganze Geschichte kennt. Dadurch können Sie vermeiden, in Stress oder Rage zu geraten und die ganze Sache etwas lockerer sehen. Doch wenn einem mal die Wut gepackt hat, wohin damit?

Darum geht es im nächsten Kapitel.

Kapitel 6 – Katharsis

Manche kennen den Begriff „Katharsis" aus der Literatur, andere aus der Zeit der Griechen. Auch in der Psychologie hat der Begriff Einzug gefunden und zwar durch Sigmund Freud. Zu seiner Zeit der Psychologie hatte er die Hypothese aufgestellt, dass das Ausleben von inneren Konflikten zu einer Reduktion von negativen Gefühlen führt. Wenn man also wütend ist, dann sollte man nach dieser Hypothese seine Aggression herauslassen und beispielsweise auf einen Boxsack einschlagen. Danach sollte es einem besser gehen. Doch stimmt diese wirklich?

Die heutigen Studien haben gezeigt, dass „lass deine Wut raus" nur kurzfristig etwas bringt, es einem aber langfristig noch schlechter geht. In den Studien wurde getestet, wie sich eine Person gleich nach der aggressiven Handlung (verbal oder physisch) und einige Zeit später fühlt. Nun können Sie das Beispiel an sich selbst anwenden:

Denken Sie zurück an den letzten Streit, den Sie hatten und bei dem Sie mal so richtig auf den Putz gehauen haben. Wenn man wütend oder enttäuscht ist, dann möchte man dies dem Gegenüber zeigen. Doch haben Sie sich dann im Nachhinein nicht doch mies gefühlt? Manchmal ist man nach einem Wutausbruch über sich selbst überrascht, man hat sich gar nicht wiedererkannt. So sehr es auch reizen mag mal richtig loszuschreien, sollten Sie das nicht tun. Eine viel konstruktivere, und vor allem für Ihre Psyche gesündere Art mit Wut umzugehen, ist zu lernen, wie man mit der Wut umgeht. Versuchen Sie zu akzeptieren, dass kein Mensch perfekt ist und Sie sich nicht mit allen immer gut verstehen werden. Wenn Sie in einen Streit oder Konflikt geraten, behalten Sie eine ruhige Stimme und atmen Sie langsam. Nur weil sich beispielsweise Ihr Gegenüber nicht zurückhalten kann, können Sie über dem Ganzen stehen. Wenn Sie aber schlussendlich merken, dass Sie nach längerer Diskussion langsam die Geduld verlieren, schlagen Sie vor, dass Sie sich beide eine Auszeit von gut 15 Minuten nehmen und Sie danach nochmals in Ruhe diskutieren wollen. Atmen Sie ein paar Mal tief durch und Sie werden schnell merken, dass sich mit der Zeit Ihre Wut wie von selbst legt. Schließlich werden Sie auch – und sollten Sie auch – stolz auf sich sein, dass Sie die Situation unter Kontrolle hatten und alles sauber abgewickelt haben. Wenn Ihr Gegenüber auch nach einer Pause immer noch stur bleibt, können Sie ihm sagen, dass Sie merken, dass das zu nichts führt und jeder einfach bei seiner Meinung bleiben kann. Manchmal kann man sich auch nicht einig werden, aber das muss ja auch weiterhin nicht schlimm sein. Denn jeder hat das Recht auf eine eigene Meinung, manchmal passt diese zur eigenen und manchmal halt nicht.

Wenn Sie wieder einmal die Wut packt, denken Sie zuerst an einen Mückenstich:

Wenn der Stich so richtig juckt, dass man es kaum noch aushalten kann und man doch aufgibt und voller Elan den Stich kratzt, ist dies für die ersten paar Sekunden ein wunderbar befriedigendes

Gefühl. Doch danach merkt man, dass man das Jucken nur noch schlimmer gemacht hat und nun in einer noch schlimmeren Situation sitzt als vorher.

Schlusswort

Sie haben nun durch die drei Teile die wichtigsten Komponenten des Metabolismus kennengelernt. Wie Sie sehen, beeinflusst nicht nur die Genetik – der gegebene Stoffwechsel, der für jeden Menschen anders ist -, sondern auch die Umwelt unseren Körper. Bevor Sie überhaupt mit Ihrem ganzen Projekt anfangen, sollten Sie noch einen Moment kurz innehalten und auf sich selbst stolz sein. Es gehört sehr viel Mut und Entschlossenheit dazu sich zu entscheiden, sein Leben umzukrempeln und anzufangen gesund zu leben. Mit diesem Buch haben Sie schon einmal den ersten Schritt in die richtige Richtung getan. Wie Sie gesehen haben, braucht es keine riesige Ernährungsumstellung und auch kein 3-Monate-Sportprogramm. Es geht vielmehr darum, dass man von allem etwas macht. Bei der Ernährung angefangen heißt, dass Sie Kohlenhydrate, Proteine und Fette in Ihren Alltag integrieren sollen und anfangen bewusst zu essen. Manchmal achtet man auch gar nicht so sehr darauf, was man alles isst bei dem ganzen Alltagsstress. Darum ist es in diesem Aspekt auch wichtig, dass Sie sich genügend Zeit für sich nehmen und sich entspannen. Die Psyche kann einem einen dicken Strich durch die Rechnung machen, wenn man sie nicht pflegt. Daher gehört neben Ihrem Sportprogramm genauso das Entspannungsprogramm dazu. Beim Sport ist es wichtig, wie auch bei der Ernährung, dass Sie langsam starten. Natürlich sind Sie jetzt voller Elan und wollen so schnell wie möglich starten. Doch wie Sie gesehen haben, ist dies ein Langezeitprojekt, das Sie in Angriff nehmen. Übernehmen Sie sich daher am Anfang nicht und geben Sie sich auch mit kleinen Erfolgen zufrieden. Wenn Sie am Anfang irgendwann ganz ohne Lift auskommen, ist dies ein genauso großer Erfolg, wie wenn Sie später 10 Minuten ohne Pause joggen können – alles zu seiner Zeit. Bremsen Sie sich daher immer wieder und schießen Sie nicht übers Ziel hinaus. Denn überlegen Sie sich Folgendes: Wenn Sie nun wie wild anfangen zu trainieren und trotz leichter Schmerzen immer noch weitermachen, dann richten Sie mehr Schaden an, als dass Sie etwas davon haben. Denn mit einer Verletzung – aber auch schon mit starkem Muskelkater – können Sie für längere Zeit wieder keinen Sport machen, bleiben nicht an der Sache dran und die aufgebaute Kondition und die Muskeln schwinden mit der Zeit. Daher lohnt es sich viel mehr, dass man auf kleine, aber dafür konstante Mittel setzt. Unterschätzen Sie die Kleinigkeiten nicht und zelebrieren Sie jeden noch so kleinen Erfolg, das stärkt das Selbstbewusstsein.

Und schließlich ist es auch wichtig, dass Sie nicht zu hart mit sich selbst ins Gericht gehen. Wenn Sie mal eine Übungs-Session auslassen und sich einfach nicht aufrappeln können, verzeihen Sie sich und ärgern Sie sich nicht über sich selbst. Denn Sie werden nie immer gleich gute Leistung bringen können, auch später nicht, wenn Sie schon ein alter Hase in diesem Geschäft sind. Manchmal mag der Körper einfach nicht, obwohl man alles richtig gemacht hat. Genießen Sie dann diese Pause umso mehr und nutzen Sie diese zur Regeneration. Dafür können Sie Ihre Übung am nächsten Tag umso einfacher nachholen.

Stoffwechsel ankurbeln

Am einfachsten wird Ihnen die ganze Sache fallen, wenn Sie Ihre kindliche Neugier wiederfinden. Seien Sie offen für Neues, sei es in der Ernährung, im Sport oder in der Entspannung. Nur weil Ihnen eine fremde Frucht nicht lecker zu sein scheint, muss es nicht heißen, dass sie auch nicht gut schmeckt. Oder nur weil Sie sich nicht vorstellen können eine bestimmte Aktivität auszuführen, heißt das noch lange nicht, dass Sie damit die Erlaubnis haben, diese nicht auszutesten. Wenn Sie körperlich fit sind und es keine gefährliche Sache ist, sollten Sie es unbedingt probieren. Denn egal, wie sehr man das Gefühl hat sich selbst zu kennen, kann man sich auch immer wieder selbst überraschen. Sie müssen ja auch nicht alles alleine machen. Vielen Menschen ergeht es so wie Ihnen. Neue Dinge brauchen immer einen kleinen Sprung ins Ungewisse. Und wenn es Ihnen dann doch nicht gefallen hat oder etwas nicht geklappt hat, was solls! Nun sind Sie um eine Erfahrung reicher und können schon mal etwas von Ihrer Liste streichen. Doch seien Sie sich bewusst, dass die Liste von neuen Dingen endlos lang ist und es nun an Ihnen liegt sie aufzuarbeiten. Setzen Sie sich gleich hin und überlegen Sie sich zu allen drei Teilen, was Sie schon immer einmal machen wollten und fangen Sie danach doch gleich mit Punkt eins an!

Schlank spazieren:

Wie Sie mit 10'000 Schritten pro Tag abnehmen, fit bleiben und gesünder Leben.

Lisa Seifert

Stehen Sie auch jeden Morgen auf der Waage und sind gefrustet über die Zahl, die vor Ihnen erscheint? Irgendwie will das Gewicht nicht runter und dies ist schon die gefühlt hundertste Diät, die Sie ausprobiert haben. Wenn Ihnen bei Low-Carb und Paleo schon die Haare zu Berge stehen, wissen Sie, dass es an der Zeit ist, von den Diäten und der Jojo-Falle wegzukommen. Und auch wenn Sie noch keine Diät ausprobiert haben und sich vorgenommen haben abzunehmen, sind Sie hier genau richtig. Dieses Buch beschäftigt sich nicht mit Diäten und dem schnellsten Abnehmerfolg. Hier geht es darum, dass man langfristige Erfolge erzielen kann und sein Essverhalten umstellt. Doch das heißt nicht, dass man weniger Essen soll, ganz im Gegenteil! Es kommt einfach darauf an, was man isst. Doch neben den Ernährungstipps, geht es hauptsächlich darum, wie Sie durch Hinzufügen von Bewegung im Alltag schon den größten Teil Ihres Zieles erreichen können. Sie müssen jetzt nicht zur Sportskanone mutieren und sich als Ziel den diesjährigen Marathon setzen. Nein, es geht darum, dass Sie das Fahrrad zum Einkaufen nehmen oder zwischendurch das Auto zuhause lassen und den Bus nehmen. Doch zu all denn Dingen etwas später. Zuerst einmal sollten Sie sich selbst fragen, wieso Sie abnehmen wollen. Was ist Ihr Beweggrund, Ihre Motivation? Machen Sie dies für sich selbst, für Ihren Partner oder weil Sie einen gesellschaftlichen Druck verspüren? Es ist wichtig, dass Sie sich diese Fragen beantworten bevor Sie überhaupt weiterlesen. Denn wenn Sie all den kommenden Aufwand aus falschen Beweggründen betreiben, werden Sie nicht weit kommen und definitiv nicht glücklich sein.

Es kommt immer darauf an wieso man abnehmen will. Wenn es um Ihre Gesundheit geht, gibt es kein Pardon, da müssen Sie etwas gegen Ihren ungesunden Lebensstil tun. Wenn Sie stark an Übergewicht leiden, dann bringt es Ihnen und vor allem Ihrer Gesundheit nichts, wenn Sie mit Ihrer jetzigen Lage zufrieden sind. Meist ist es nicht Zufriedenheit, die Sie verspüren, sondern Komfort, von dem Sie sich nicht trennen können. Doch genau darum geht es auch in diesem Buch: dass man sich etwas traut und endlich seine Komfortzone verlässt. Geben Sie nicht auf, nur, weil es bis jetzt nicht geklappt hat. Mit Hilfe dieses Buches kann jeder in seinem Tempo abnehmen und dies alles ohne sich selbst Stress zu machen und im Weg zu stehen.

Wenn Sie jedoch normal gewichtig sind und trotzdem Probleme mit Ihrem Äußeren haben, müssen Sie sich einmal fragen, ob Sie mit ein paar Kilos weniger glücklicher werden. Und wenn Sie dann das Traumgewicht erreicht haben, was wird sich grundsätzlich in Ihrem Leben ändern? Man sollte vor allem darauf achten, wo die Problemzonen liegen. Wenn Sie eine schlanke Person sind, die aber schon immer mit einem kleinen Bäuchlein zu kämpfen hatten, wäre es vielleicht an der Zeit das kleine Bäuchlein zu akzeptieren. Denn es ist bis heute umstritten, ob man überhaupt an bestimmten Stellen abnehmen kann. Grundsätzlich sagt die Mehrheit der Experten, dass dies nicht möglich ist und man gesamthaft abnehmen muss um Veränderungen zu bemerken. Wenn Sie nun ein bisschen Speck am Bauch haben, können Sie dieses Fett nicht in Muskeln umwandeln. Sie müssten das Fett loswerden und gleichzeitig Muskeln aufbauen. Dies ist durchaus möglich, doch um dieses Ziel zu erreichen, ist dieses Buch nicht geeignet. Denn für einen flachen Bauch braucht es eine komplette Ernährungsumstellung und gezielte Übungen dazu. Wenn Sie sich intensiv mit dem Thema Sport beschäftigen möchten, sollten Sie sich beispielsweise im Fitnessstudio beraten lassen und sich dort individuelle Tipps zum weiteren Weg holen.

Auf die Frage, für wen Sie den Aufwand betreiben würden, gibt es nur eine richtige Antwort: für sich selbst. Wenn Sie eine normal gewichtige und gesunde Person sind und tief in Ihr Inneres gehen und sich fragen, ob Sie persönlich, nicht Ihr Partner oder die Modeindustrie, zufrieden mit Ihrem Körper sind und die Antwort auch nur vielleicht „ja" heißen könnte, überlegen Sie sich die Sache nochmals gründlich.

Doch für wen ist dann dieses Buch geeignet? Für all diejenigen Leser unter Ihnen, die mehr Bewegung und Gesundheit in Ihr Leben bringen wollen und die schon lange mit Ihrem Körpergewicht zu kämpfen haben und dies als eine Last empfinden. Vor allem aber ist es geeignet für Anfänger, die bis jetzt keine oder wenig Erfahrungen mit Bewegung und Sport sowie gesunder Ernährung gemacht haben. Trauen Sie sich einfach einmal etwas Neues auszuprobieren.

Inhaltsverzeichnis

Kapitel 1 – Ziele setzen

Schon in der Einleitung wurden Sie aufgefordert über Ihre Beweggründe zum Abnehmen nachzudenken. Wenn Sie nun gründlich darüber nachgedacht und sich entschieden haben, geht es darum ein Ziel zu setzen. Wie viel möchten Sie abnehmen? Wie lange wollen Sie sich dafür Zeit nehmen? Bevor Sie diese zwei Fragen beantworten, müssen Sie sich im Klaren sein, dass, wenn Sie sich dazu entschieden haben abzunehmen, Sie einen langen Weg einschlagen. Sie werden von heute auf morgen nicht schlanker und gesünder sein können, da müssen Sie schon in Monaten rechnen. Doch das ist auch O.K., denn wenn es das ist, was Sie persönlich wirklich wollen, ist es denn Aufwand auf jeden Fall wert.

Ein realistisches und vor allem Gesundheitsschonendes Ziel sind 0.5 kg pro Woche. Das klingt zwar nach wenig, jedoch ist es je nachdem mit der Zeit gar nicht mehr so einfach noch weiter abzunehmen. Von dem her ist es besser, wenn Sie klein, aber dafür konstant arbeiten und nicht innerhalb weniger Wochen etliche Kilos verlieren. Denn ein plötzlicher Gewichtsverlust birgt gleich mehrere negative Folgen:

Der Jojo-Effekt (schnell abnehmen, dadurch wieder zunehmen und mehr wiegen als vor der Diät) ist praktisch vorprogrammiert. Wenn man schnell viele Kilos abnimmt, hat man meist wenig gegessen in Kombination mit viel Sport. Dies ist der erste Fehler, denn viele motivierte Abnehmerkandidaten begehen. Denn wenn man Sport betreibt, sollte man dem Körper auch genug Energie zuführen (zur Ernährung, siehe Kapitel 15-19). Ansonsten holt sich der Körper irgendwann die nötige Energie, was dann in Fressattacken resultiert. Und schlussendlich hat sich der Aufwand nicht gelohnt und man hat sogar noch zugenommen.

Die zweite Gefahr ist die schlaffe Haut. Wenn man stark an Übergewicht leidet, hat sich mit den Jahren der Gewichtszunahme die Haut ausgedehnt und es braucht seine Zeit bis sich die Haut an den neuen Körper anpasst. Wenn man nun zu schnell abnimmt, geht die Körpermasse zwar zurück, jedoch bleibt die überschüssige Haut.

Ein weiteres Risiko ist die Verschlechterung des eigenen Wohlbefindens. Wenn man viel Sport macht und wenig isst, leidet der Kreislauf darunter und man hat ständig kalt, da der Körper nicht mehr so stark durchblutet wird. Zudem fühlt man sich häufig müde und schlaf.

Wie Sie sehen, ist Geduld das A und O wenn es um langfristig effektives Abnehmen geht und um seine Gesundheit zu schonen.

Da Sie nun wissen, dass Sie sich an die 0.5 kg-Grenze pro Woche halten sollen, können Sie nun berechnen wie lange es theoretisch gehen würde bis Sie Ihr Traumgewicht erreichen. Holen Sie dafür Ihren Kalender hervor und tragen Sie das Datum ein. Nun sollte dieses Datum kein fixer Punkt sein, an dem Sie Ihr Ziel erreichen müssen. Dies sollte als bloße Orientation dienen, damit Sie einen Überblick über die kommenden Monate haben. Wenn Sie es bis zu diesem Datum nicht ganz bis auf Ihr Traumgewicht schaffen, geht davon die Welt auch nicht unter. Das Wichtigste ist, dass Sie sich selbst keinen Druck machen und die Sache motiviert, aber doch mit einer gewissen Lockerheit angehen. Wenn Sie sich zu viel Druck machen, kommen Sie nicht vorwärts. Schließlich muss der Körper sich auch ausruhen können um am nächsten Tag seine volle Leistung erbringen zu können.

Kapitel 2 – Wie Sie motiviert bleiben

All diejenigen unter Ihnen, die schon einmal eine Diät ausprobiert haben, wissen wie nervenaufreibend die ganze Sache sein kann. Es gibt Tage, an denen die Motivation so im Keller ist, dass das Aufstehen aus dem Bett schon eine riesige Herausforderung darstellt. Schlimmstenfalls sieht man keinen Sinn und Zweck in der ganzen Sache, bricht die Diät ab und fängt wieder mit den alten Gewohnheiten an. Doch um genau solch einen Fall von Motivation zu verhindern, gibt es viele Tricks und Tipps:

Schreiben Sie sich auf wieso Sie abnehmen wollen und hängen Sie den Zettel dort auf, wo Sie ihn jeden Tag sehen; am besten am Badezimmerspiegel oder am Kühlschrank.

Schreiben Sie Ihre Erfolge auf und seien sie noch so klein. So haben Sie die Übersicht über das, was Sie schon erreicht haben und können bei schlechten Tagen einen Blick reinwerfen und sich vergewissern, dass Sie schon viel mehr erreicht haben, als Ihnen bewusst ist.

Lassen Sie sich von anderen motivieren. Sagen Sie Ihren Freunden und Verwandten, dass Sie abnehmen möchten und bitten Sie um Unterstützung. Trauen Sie sich ruhig zwischendurch den Frust herauszulassen und sich Tipps von anderen zu holen. Denn wie ja bekanntlich jeder weiß, ist geteiltes Leid auch gleichzeitig halbes Leid.

Stoffwechsel ankurbeln

Machen Sie ein Fitnessstudio Abo oder schreiben Sie sich in sonst irgendeinem Club oder Verein ein. Doch bis zu diesem Zeitpunkt ist es wichtig, dass Sie sich bewusst werden, dass Verpflichtungen nichts Schlechtes sind. Dadurch, dass Sie feste Termine haben, wird es Ihnen viel schwerer Fallen diese zu missen.

Kapitel 3 – Wieso Laufen und nicht etwa Joggen?

Es gibt etliche Sportarten, von Joggen bis Klettern ist alles dabei. Wieso also erzählt dieses Buch dann gerade vom Laufen, wären da andere Sportarten nicht effizienter? Viele Menschen unterschätzen das Laufen, da wir das ja irgendwo durch jeden Tag machen. Doch genau so wird auch überschätzt wie viel man am Tag läuft. Um sich das vor Augen zu führen, sollte man ein paar Tage hintereinander den Schrittzähler bei sich tragen und bald schon merkt man, dass man nach einem Tag im Büro fast keine Bewegung erlebt hat. Vor allem aber ist Laufen der perfekte Einstieg für alle Sportmuffel. Man kann nicht plötzlich anfangen zu joggen, wenn man vorher kaum aus dem Bürostuhl herausgekommen ist. Zudem sind Joggen und alle anderen Sportarten die mit viel Belastung auf den Gelenken verbunden und dadurch nicht für jedermann geeignet. Schwimmen wäre da noch eine schonende Variante. Doch nicht jeder ist ein Freund vom kühlen Nass und zudem ist Schwimmen auch immer mit einem großen Zeitaufwand verbunden. Fürs Joggen braucht es viele Voraussetzungen, die dann vor allem Menschen im höheren Alter nicht mehr erfüllen können. Wenn man Probleme mit den Gelenken hat, verschlimmern sich diese meist durchs Joggen nur noch mehr. Aber auch für stark übergewichtige Menschen liegt am Anfang joggen nicht drin. Denn für schwere Menschen ist es viel anstrengender viel Masse in Bewegung zu setzen als für schlanke. Zudem kommt noch dazu, dass das viele Gewicht beim Rennen stark auf die Gelenke drückt und schlimmstenfalls zu Gelenkproblemen führen kann.

Wie Sie sehen ist Laufen eine schonende und sichere Variante um sich entweder an den Sport heranzutasten oder aber den Sport zu ersetzen, wenn man körperlich nicht in der Lage ist mehr zu leisten. Der größte Vorteil jedoch ist, dass man das Laufen perfekt in den Alltag integrieren kann und nicht viel mehr Zeit aufwänden muss als wenn man eine fixe Sportart betreiben würde. Hier ein Beispiel: Wenn Sie eine Stunde langsam Fahrrad fahren entspricht dies ungefähr 7'500 Schritten. Es ist verständlich, dass es für viele Berufstätige und Eltern schwierig ist sich, neben all den Verpflichtungen, mindestens eine Stunde pro Tag noch frei zu nehmen für Sport.

Kapitel 4 - Wieso gerade 10'000 Schritte?

Forscher beschäftigen sich schon seit langem damit, wie viel Sport und Bewegung für einen Menschen nötig sind um gesund und fit zu bleiben. Etliche Studien wurden schon durchgeführt und vieles postuliert. Doch schlussendlich kam man zur Erkenntnis, dass auch schon eine halbe Stunde Sport am Tag ausreichen würde um was für seine Gesundheit zu leisten. Doch statt jeden Tag aktiv Sport zu betreiben, kann man dies eben tun, indem man die 10'000 Schritte pro Tag absolviert. Mit dieser Anzahl von Schritten ist Ihr täglicher Bedarf an Bewegung mit Sicherheit gedeckt.

Hier nur ein paar von vielen Vorteilen für Ihren Körper:

- Beugt Herzkreislauferkrankungen vor

- Wirkt stimmungsaufhellend

- Bei Herzprobleme, Diabetes, Rückenbeschwerden, Depressionen lindert es die Symptome

- Führt zu einem guten Schlaf

Neben all den körperlichen Vorzügen, gibt es auch noch Vorteile für die Umwelt: Dadurch, dass Sie das Auto öfters stehen lassen und mehr zu Fuß erledigen, tun Sie der Umwelt auch was Gutes.

Zudem werden Sie sicher weniger im Stau stecken oder Arm an Arm an Ihrem Sitznachbarn im Bus kleben.

Kapitel 5 – Annäherung an die 10'000 Schritte

Das Ziel dieses Buches ist es ja, dass Sie durch das Einbauen von Bewegung in Ihren Alltag und einer langfristigen Ernährungsumstellung gesund an Gewicht verlieren. Da Sie sich nun im Klaren über Ihre Ziele sind und wohin Sie arbeiten müssen, geht es darum Bewegung in den Alltag zu bringen. Niemand erwartet von Ihnen, dass Sie von heute auf morgen die Zehntausend-Marke knacken. Wenn Sie sich bis jetzt fast gar nicht bewegt haben im Alltag, bleibt Ihnen nach all den tausend Schritten nur ein übler Muskelkater und eine gedämpfte Motivation. Daher ist es wichtig, dass Sie mit den Grundlagen anfangen: Überlegen Sie sich zuerst einmal wo Sie Bewegung einbauen könnten. Fahren Sie beispielsweise Bus? Perfekt, dann können Sie jeden Morgen eine Station vorher aussteigen und laufen. Hier unten finden Sie Tipps wie Sie Bewegung in den Alltag bringen können, egal ob Pendler oder Autofahrer:

- Für Autofahrer:

Wer jeden Tag eine lange Strecke bis zum Arbeitsplatz mit dem Auto zurücklegen muss, kann sich wahrscheinlich nur schwer vorstellen, dass es gut möglich ist da noch Bewegung einzubauen. Doch es funktioniert sehr gut. Dazu müssen Sie sich nur über Parkplätze in der weiteren Umgebung Ihrer Arbeitsstelle informieren.

So können Sie am Morgen Ihr Auto einfach circa 1 km entfernt vom Gebäude abstellen und loslaufen. Wenn Sie im Schritttempo laufen, schaffen Sie den Kilometer locker in 10 Minuten. Somit haben Sie am Morgen schon gute 1400 – 1700 Schritten zurückgelegt (dies ist natürlich von Person zu Person unterschiedlich, da es von der persönlichen, durchschnittlichen Schrittlänge abhängt. Wie Sie die Schrittanzahl messen können, finden Sie im Kapitel 7).

- Für Pendler:

Für die Pendler sieht es in puncto Bewegungseinführung schon viel einfacher aus als für die Autofahrer. Steigen Sie beim Busfahren einfach eine bis zwei Stationen früher aus und laufen Sie noch die restliche Strecke. Für diejenigen, die Zug fahren, lässt sich dies nicht so einfach umsetzen. Wenn Sie da bis zur nächsten Station laufen wollen, sind Sie wahrscheinlich schon verschwitzt bis Sie überhaupt einen Schritt ins Gebäude gewagt haben. Dazu gibt es folgende Alternativen: Wenn Sie ein solides Fahrrad besitzen und auch noch gerne fahren, nehmen Sie es einfach mit in den Zug! Das Fahren von der einen zur nächsten Station erweist sich dann als Klacks und Sie können es gemütlich nehmen. (Denken Sie dabei unbedingt daran, dass Sie im öffentlichen Verkehr nicht nur ein Ticket für sich selbst, sondern auch für Ihr Fahrrad lösen müssen!) und ansonsten gilt auch für Sie das Gleiche wie für die Busfahrer: meist liegt der Bahnhof nicht vor der Haustüre und der Arbeitsplatz nicht am Bahnhof. Nutzen Sie auch diese kleinen Gelegenheiten um zu laufen, auch wenn es nicht nach viel aussieht.

- Für Stubenhocker am Mittag:

Viele Menschen, die im Büro arbeiten, gehen über Mittag entweder auswärts essen oder in die Mensa. Doch meist setzt man sich nach höchstens fünf Minuten laufen schon in seinen Stuhl und sitzt den ganzen Mittag durch. Doch wie wäre es mal seine Arbeitskollegen zu überreden ein neues Lokal auszuprobieren, dass etwas weiter weg ist? Sie werden sehen. Wie das Beine vertreten nach einem ganzen Morgen sitzen guttun kann. Wenn Sie aber etwas von zu Hause mitnehmen und nicht auswärts essen, können Sie ja in einen schönen Park in der Nähe aufsuchen, am Fluss oder einem Bach essen. Das wirkt nicht nur entspannend, Sie haben auch noch eine schöne Aussicht beim Essen.

- Für Büromuffel

Nach dem Mittagessen geht es meist so weiter wie am Morgen: man sitzt und sitzt und sitzt. Viele bewegen sich praktisch nicht, außer wenn Ihre Finger auf der Computertastatur tippen. Daher hört man auch häufig von Rückenbeschwerden im Büro und daran ist das Sitzen schuld. Dadurch bildet sich langsam die Rückenmuskulatur zurück und bietet dem Rücken so nicht mehr viel Halt und andererseits verspannt sich irgendwann die Muskulatur vom vielen Sitzen. Um dem entgegenzuwirken, sollte man am besten jede Stunde kurz aufstehen und raus an die frische Luft gehen oder sich sonst im Büro kurz die Beine vertreten. Ein paar wenige Minuten können schon Wunder bewirken. Beim Aufstehen können Sie auch gleich das Zimmer etwas durchlüften, dadurch kommt wieder Sauerstoff in den Raum und man fühlt sich dann weniger müde.

- Das Lift fahren existiert für Sie nicht mehr

Treppenlaufen, manche schwitzen schon alleine beim Gedanken drei Stockwerke hoch ins Büro zu laufen. Doch ab jetzt sollten Sie sich mit den Treppen anfreunden und anfangen diese zu benutzen. Diese sind eine ideale Methode um zwischendurch zu trainieren und Ihr bald wohlgeformtes Gesäß wird es Ihnen danken. Sie müssen ja nicht gleich die drei Stockwerke auf einmal laufen, Sie können ja langsam anfangen indem Sie zwei Stockwerke Lift fahren und den letzten mit den Treppen erreichen.

Mit all diesen Tipps können Sie einfach einmal anfangen sich etwas mehr zu bewegen. Bis zu diesem Zeitpunkt geht es noch gar nicht darum die Schritte zu zählen, Sie sollen sich einfach einmal an die neuen Laufumstände gewöhnen und sehen wie es sich anfühlt. Schon nach einer Woche, zwei, wenn Sie sich etwas gewöhnt haben, werden Sie die positiven Effekte von der Bewegung spüren. Durch Bewegung wird der Körper besser durchblutet, die Organe besser versorgt und Ihr ganzer Kreislauf kommt in Schwung.

Kapitel 6 – Das richtige Schuhwerk und die 1x1-Blasenvorsorge

Nach ein paar Tagen werden Sie schon schnell gemerkt haben welche Schuhe fürs Laufen geeignet sind und welche nicht. Wenn man als Frau wegen des Berufs hohe Schuhe tragen muss, gestaltet sich alleine schon der Weg zur Arbeit als Qual. Aber auch als Mann gibt es schicke Schuhe, die toll zu einem Anzug passen jedoch komplett ungeeignet fürs Laufen sind. Daher sollten Sie sich ein gutes Paar Schuhe zulegen. Sie müssen nicht den ganzen Tag in denen laufen. Ziehen Sie die Schuhe am Morgen zur Arbeit an und am Abend zum Nachhause gehen, in der Zwischenzeit können Sie ja Ihre Arbeitsschuhe mitnehmen und diese während der Arbeitszeit tragen. Nun ist die Frage nach der Wahl des Schuhs. Falls Sie noch keine Lauf-Schuhe besitzen, ist es nun schleunigst an der Zeit, dass Sie sich welche anschaffen. Dabei sollten Sie sich am besten in einem Sportgeschäft beraten lassen. Viele Geschäfte bieten gratis Laufanalysen an. Dabei können Sie sich im Vorfeld ein paar verschiedene Modelle zeigen lassen und dann werden Sie aufs Laufband geschickt. Keine Angst, Sie müssen nicht minutenlang auf dem Band rennen. Das Band kann auf Schritttempo eingestellt werden und eine Kamera filmt dann beim Laufen Ihre Füße und wie Sie mit den Schuhen laufen. So kann der perfekte Schuh für Ihren Fuß ermittelte werden, in dem Sie eine gerade Haltung haben und nicht krumm laufen. Nur weil ein Schuh im Laden sitzt, heißt das noch lange nicht, dass er den Füssen und dem Rücken guttut. Seien Sie bei der Wahl des Schuhs lieber etwas kritischer als sonst! Sobald es irgendwo nur ein bisschen zwickt, legen Sie den Schuh weg. Denn wenn er schon bei minimaler Bewegung nicht ideal erscheint, werden die 10'000 Schritte sich später als rein Tortur herausstellen. In einem Sportgeschäft sollten sich Schuhe von jeder Preisklasse finden lassen. Seien Sie von Anfang an offen und teilen Sie dem Berater Ihre Preisklasse mit und fragen Sie auch nach Rabatten nach. Einen guten Laufschuh kann man auch schon unter 100.- Franken finden. Lassen Sie sich dabei nicht von der Marke täuschen, nur, weil Sie den Schuh häufig in der Werbung sehen. Ein Laufschuh von der Eigenmarke des Geschäfts kann genau so gut, wenn nicht noch besser für Sie sein und Sie sparen einiges an Geld. Greifen Sie jedoch auch nicht zu einem allzu billigen Modell, denn das teurere ist häufig besser gepolstert und passt sich dem Fuß besser an. Doch dies ist auch von Modell zu Modell unterschiedlich. Zögern Sie daher nicht die Beratung mit Fragen zu löchern und sich so lange Schuhe zeigen zu lassen, bis Sie den perfekten Schuh gefunden haben. Denn immerhin werden Sie diesen noch einige Jahre tragen. Die Hauptfunktion, die der Laufschuh erfüllt, ist, dass er Ihren Rücken und Füße beim Laufen schont und vor allem unterstützend wirkt. Bei einem klobigen Modell läuft man je nachdem etwas krumm oder benutzt nicht die volle Fußfläche zum Abstehen.

Wer schnell zu Blasenbildung an den Füßen neigt, sollte sich gleich noch ein paar Sportsocken dazu kaufen. Diese sind dicker als normale Socken und verhindern so Blasenbildung. Zwar sehen die weißen, groben Socken nicht sehr ansprechend aus und man schwitzt sehr schnell darin, doch Ihre Füße werden es Ihnen danken! Falls sich jedoch trotzdem eine Blase bilden sollte, ist es zu empfehlen immer ein paar Blasenpflaster dabei zu haben. Diese können Sie gleich an die gereizte Stelle kleben, dadurch sollte verhindert werden, dass die Blase weiter anwächst und durch die dicke Polsterung der Pflaster mildert es den Schmerz beim Laufen.

Wenn sich die Blase stark mit Flüssigkeit gefüllt hat, sollten Sie die Blase so schnell wie möglich mit einer Nadel aufstehen und die Flüssigkeit rausfließen lassen. Dadurch heilt die Blase am schnellsten. Achten Sie unbedingt darauf, dass Sie die Nadel, Ihre Hände und die Blase vorher gut desinfizieren! Danach können Sie die Blase mit einem Pflaster abkleben. Schon nach einigen Tagen sollte die aufgestochene Blase mit der Haut verwachsen. Schneiden Sie dabei nie die überschüssige Haut von der Blase weg! Dadurch dauert es viel länger bis die betroffene Stelle zuwächst und Sie haben nur eine große Wunde gemacht.

Kapitel 7 – Welche Messmethode eignet sich am besten?

Wenn Sie mal nach Schrittzählern im Internet googeln, werden Sie schnell von all den Angeboten überrollt und es ist schwierig den Überblick zu behalten. Dieses Kapitel soll Ihnen helfen die geeignetste Methode fürs Schrittzählen zu finden. Denn es gibt nicht nur kleine Helfer aus dem Sportladen, sondern auch mehr als genug Apps, die Sie kurz auf dem Handy installieren müssen und schon können Sie loslaufen.

Doch fangen wir zuerst einmal mit den Basics an: Wie funktioniert ein klassischer Schrittzähler?

Es gibt zwei Arten von Schrittzählern, die mechanischen und die technischen. Bei der mechanischen Variante ist eine kleine Kugel eingesetzt, die sich bei jedem Schritt von der einen Seite zur anderen bewegt. Der Nachteil an diesem Mechanismus ist, dass viel schneller Ungenauigkeiten entstehen können. Wenn man beispielsweise den Körper zu wenig bewegt, registriert es womöglich einige Schritte nicht und wenn man auf unebene Gelände unterwegs ist, zu viele Schritte gezählt werden. Viel besser dagegen eignen sich die modernen Schrittzähler, die mit einem Mikrosystem ausgestattet sind. Hier ermittelt der Schrittzähler die Anzahl Schritte, indem die Neigung des Gerätes miteinbezogen wird und so viel weniger Fehler entstehen. Doch nun ist noch die Frage an welchem Körperteil das Anbringen des Schrittzählers am effizientesten ist.

Die sicherste und praktischste Methode um genau Schritte zu zählen ist der Schuh. Nike beispielsweise hat eine ganze Kollektion herausgebracht (Nike+), die einen eingebauten Platz im Schuh hat, wo man den Mikrochip einsetzen kann. Danach kann der Chip mit dem Handy (dazu einfach das Nike+ App herunterladen) oder dem iPod über Nike+ verbunden werden und so die Schritte gezählt werden. Der Vorteil hier ist, dass man erstens nichts zusätzliches an den Körper anbringen muss, dass eventuell störend wirken kann. Zweitens ist es ideal für iPod-Benutzer geeignet, die während dem Musikhören ihre Schrittzahl im Auge behalten wollen. Neben Nike gibt es auch noch etliche Firmen, die beispielsweise kleine Geräte anbieten (Fitbit wäre so ein Hersteller), die man laut dem Hersteller fast überall platzieren kann, von Hosentasche bis BH sind keine Grenzen gesetzt. Und mit einer Höhe von 3.5 cm und einer Breite von knapp 3 cm, passt er auch wirklich überall hin. Dieses Gerät arbeitet mit dem oben erklärten Mechanismus, wo die Neigung gemessen wird. Am Ende vom Tag kann man dann die gesammelten Daten auf den Computer oder das Handy synchronisieren und so seinen Fortschritt im Auge behalten. Fitbit bietet Modell schon ab 60.- Franken an.

Neben Chip und Mini-Schrittzähler gibt es auch die Fitnessarmbänder. Fitbit ist hier ebenfalls vertreten und bietet Armbänder für unter 100.- Franken an. Dazu kommt noch, dass das Armband wasserabweisend ist, was sich perfekt für den Alltag eignet. Neben den Schritten werden auch die zurückgelegten Strecken, die Anzahl verbrannter Kalorien und sogar die Schlafqualität gemessen. Das Armband erinnert einem sogar, dass man sich jede Stunde etwas bewegen soll und leuchtet dann auf. Doch wollen Sie wirklich während eines Meetings ein pausenloses Blinken am Arm haben? Diese Vorteile sind zwar schön und gut, jedoch sollten Sie sich gut überlegen, ob Sie Ihren ganzen Alltag in Zahl und Statistiken umwandeln und das Denken einem Armband überlassen wollen. Denn die totale Kontrolle kann auch abhängig machen und man selbst fängt schnell an sich ohne den kleinen Helfer wenig zuzumuten. Daher ist es empfehlenswert, dass Sie zu einem simplen Schrittzähler greifen, der das Nötigste auf dem Kasten hat. Um den Rest können Sie sich ohne Probleme selbst kümmern.

Bei all den Angeboten, von Chips bis Armbänder, sollte man einfach einmal in ein Geschäft gehen und sich beraten lassen und vor allem die Geräte ausprobieren. Wenn man schon nach zwei Minuten merkt, dass das Armband stört, sollte man vielleicht doch lieber zum Chip oder Gerät greifen. Sehen Sie sich einfach einmal um.

Neben all den praktischen Gerätschaften gibt es auch noch Apps, die sich leicht auf dem Handy installieren lassen. Meist muss man das GPS auf dem Handy aktivieren in der Zeit, in der die Schritte gezählt werden sollen. Zudem muss man je nach Programm die persönliche Schrittlänge angeben, so dass dann die Schrittanzahl aus der gelaufenen Strecke ermittelt werden kann.

- Noom Walk

Dieses App ist besonders akkusparend, da es kein GPS benötigt, sondern mit der Bewegungsänderung des Smartphones arbeitet. Daher ist es aber auch zu empfehlen, dass man das Smartphone in der Hosentasche behält, da es je nach Strecke (bei einem unebenen Weg und dem Smartphone in der Tasche, kann das Handy schon mal durchgeschüttelt werden) fehleranfälliger ist. Auch wenn Sie sich hinsetzen, sollten Sie das App ausschalten, da sonst beim Bewegen des Smartphones Ihnen Schritte geschenkt werden. Das App ist simpel gehalten und hat als einzige Funktion den Schrittzähler mit dazugehöriger Statistik. Wer also auf zusätzlichen Schnickschnack verzichten möchte wie Höhenmeter-Angaben, Streckenübersicht etc., sollte Sie sich dieses App zulegen.

- Runtastic Pedometer

Das App ist simpel gehalten, doch es hat es in sich. Es läuft genau so wie „Noom Walk" mit dem Registrieren von der Bewegung des Smartphones, jedoch ist diese App nicht so sensibel wie die vorherige. Auf dem Hauptmenü kann man sehr schnell loslegen und es braucht auch gar keine Erklärung dazu, man drückt einfach „Start Workout" und schon gibt das App die Schritte, die Zeit und die Geschwindigkeit an. Wer dazu die Anzahl verbrannter Kalorien und die Schrittanzahl pro Minute wissen will, der sollte zur Pro Version für 1.99.- Franken zugreifen. Jedoch reicht es für Ihr Training vollkommen, wenn Sie Ihre Zeit und die Anzahl Schritte kennen.

Ein weiteres Plus dieser App ist das automatische Tagebuch. Nach jedem Lauf kann man Anhand von Bildern angeben, wie das Wetter war, wie man sich gefühlt hat, welche Strecke man gelaufen ist (Waldweg, Straße etc.) und welche Temperatur geherrscht hat. Nach wenigen Sekunden ist der ganze Lauf zusammengefasst und man kann bei „History" (Verlauf) seine bisherigen Läufe betrachtet mit den Tagebucheinträgen.

- Accupedo pro

Wer es ganz genau haben möchte, der greift zu dieser App. „Die Bild" hat dieses App zum unangefochtenen Testsieger erklärt. Vor allem punktet das App mit der manuellen Einstellung der Schrittlänge, so dass auch die zurückgelegten Kilometer-Angaben noch genauer sind als bei allen anderen. Man kann sein Ziel (10'000 Schritte) angeben und das App im Hintergrund laufen lassen. In der Kurzansicht kann man dann immer wieder überprüfen wie viel Prozent man schon von seinem Ziel erreicht hat. Jedoch muss man auch 3.50.- Franken hinblättern für diesen Schrittzähler.

Achtung!

Bei all diesen drei Apps müssen Sie unbedingt darauf achten, dass Sie das Handy beim Laufen irgendwo an sich fixiert haben; entweder in der Hosentasche oder in einer kleinen Handyhülle, die Sie sich um den Gurt binden. Denn wenn man mit dem Handy in der Hand läuft und es zu stark bewegt, registriert das App die Bewegung als Schritt. Wenn Sie zwischendurch mit dem öffentlichen Verkehrsmittel unterwegs sind, sollten Sie das App pausieren, da auch dort beim Rütteln Schritte gezählt werden. Allgemein ist es am sichersten, wenn Sie das App nur dann aktiv haben, wenn Sie auch wirklich laufen, dann kann auch sicher nichts mehr schiefgehen.

- Runtastic

Diese App eignet sich sehr gut um seine Strecken im Auge zu behalten. Das Programm läuft über GPS und die zurückgelegte Strecke können Sie dann am Schluss auf der Karte begutachten. Der Vorteil hier ist, dass Sie nicht nur den Überblick über die zurückgelegten Strecken behalten können, sondern der Höhenunterschied auch angezeigt wird. Denn beim Laufen kommt es auch darauf an wie man läuft (mehr dazu im Kapitel 13), eine gerade Strecke oder sogar bergab ist bei weitem nicht so anstrengend wie wenn man einen Hügel hinaufläuft.

Diese App zeigt jedoch nur die zurückgelegte Strecke in Kilometern an, Schritte zählt es nicht im Gegensatz zum „Rantastic Pedometer". Daher ist die App mehr als Ergänzung zu einem Schrittzähler gedacht um sein persönliches Training zu optimieren.

Kapitel 8 – Seinen aktuellen Stand systematisch ermitteln

Nachdem Sie sich nun für Ihre Art des Schrittmessens entschieden haben und sich nun ein Gerät oder eine App ausgesucht haben, die zu Ihnen passt, geht es nun in erster Linie darum, dass Sie festlegen, wo Sie momentan stehen. Nur so können Sie anfangen Ihre Schrittanzahl systematisch zu verbessern. Wenn Sie nun versuchen würden auf einmal zu den 10'000 Schritten zu gelangen, wären Sie schnell frustriert, weil Sie nicht den Erfolg erzielen, den Sie sich erhofft haben. Dabei ist das Ziel vielleicht einfach nicht realistisch genug gesetzt. Um nun herauszufinden wo Sie stehen, müssen Sie einfach eine Woche lang jeden Tag Ihre Schrittanzahl messen. Nach jedem Tag sollten Sie sich die Schrittanzahl aufschreiben. Am Ende der Woche können Sie dann den Durchschnitt der Schritte ausrechnen. Der Durchschnitt ist nun das Pensum, das Sie pro Tag an Schritten leisten. Hier ist es wichtig, dass Sie nicht einfach an einem Tag Ihre Schritte messen und dann dies als Ihren jetzigen Stand ansehen. Denn von Tag zu Tag kann die Schrittanzahl sehr variieren und so das Bild verzerren. Stellen Sie sich vor, dass Sie an dem Messtag viel zu tun hatte und viele Schritte absolviert haben. Wenn Sie nun davon ausgehen, dass Sie diese Anzahl jeden Tag machen – ohne zu merken, dass heute ausnahmsweise mehr los war als sonst – werden Sie im späteren Verlauf viel mehr Mühe haben die gewünschte Anzahl an Schritten zu erreichen, da Sie von einer falschen Basis ausgegangen sind.

Doch auch allgemein lohnt es sich die Erfolge auszuschreiben. Denn so können Sie die Übersicht über Ihren Verlauf behalten und können dann auch mit Stolz auf den Weg blicken, den Sie bis jetzt schon zurückgelegt haben.

Kapitel 9 – Schritt für Schritt

Nachdem Sie nun herausgefunden haben, wo Sie stehen, geht es darum die Schrittanzahl in die Höhe zu treiben. Doch um wie viele Schritte soll man sich steigern und ab wann erhöht man die Schrittanzahl wieder?

Pro Woche sollten Sie die Anzahl Schritte um 400 – 500 Schritten erhöhen. Dies ist eine realistische Zahl und damit haben Sie auch keinen Druck. Stressfrei laufen zu können ist enorm wichtig, denn, wenn man am Anfang schon viele Schritte absolvieren muss ohne daran gewöhnt zu sein, zieht dies einige Nachteile mit sich. Als allererstes braucht es einfach Routine und Erfahrung, um gute Möglichkeiten zu finden die Schrittanzahl zu erhöhen. Vielleicht fällt einem erst nach einer Woche Laufen ein, dass es noch einen schönen Park in der Nähe gibt, an den man bis jetzt noch gar nicht gedacht hat. (Anregungen und Ideen zu unterschiedlichen Laufaktivitäten finden Sie im Kapitel 9) Neben dem Sammeln an Erfahrung, müssen Sie sich auch Ihrer Beine zu Liebe Zeit nehmen. Denn bei einer rasanten Erhöhung der Schrittanzahl würden Sie ziemlich schnell Muskelkater und saure Muskeln bekommen. Und in diesem Zustand will ja nun wirklich niemand laufen. Und schlussendlich ist es einfach nicht möglich, dass Sie vom einen Tag auf den anderen die Schrittanzahl so plötzlich erhöhen und diese dann auch konstant halten. Daher müssen Sie sich mit dem jetzigen Stand abfinden – ob dies nun 2'000 oder 6'000 Schritte sind, spielt keine Rolle – und Schritt für Schritt sich jede Woche ein paar hundert Schritte dazuverdienen. Aber Achtung! Wenn Sie es die Woche über mit den 400 Schritten extra nicht geschafft haben dieses Pensum jeden Tag aufrecht zu erhalten, erhöhen Sie die Schrittanzahl nicht. Erst wenn Sie es jeden Tag hinbekommen die zusätzlichen 400 Schritte unterzubringen, dürfen Sie weitermachen. Denn wenn Sie schon 400 nicht schaffen, wird 800 erst recht nicht gehen. Ein jeder Mensch ist da anders, achten Sie einfach darauf, dass das Tempo für Sie stimmt und Sie aber immer dranbleiben. Es wird auch Tage oder Wochen geben, an denen es Ihnen nicht so einfach fallen wird noch zusätzlich zu laufen. Genau dann können Sie Ihr Notizbuch, mit den Erfolgen drin, nach vorne holen und sich bewusst machen wie viel Sie schon geschafft haben. Und alleine dieser Anblick sollte schon genügen die Motivation nicht zu verlieren. In dem Sie dieses Buch lesen, haben Sie sich entschieden Ihr Leben zu verändern und diese Entscheidung können Sie sich nicht von einer schlechten Woche wegnehmen lassen. Versuchen Sie es daher nächste Woche wieder. Und wenn es da immer noch nicht klappen sollte, setzen Sie sich einfach ein kleineres Ziel. Denn auch schon kleine Erfolge motivieren enorm und sollten nicht verachtet werden.

Kapitel 10 – Die idealen Orte fürs Laufen

Im Kapiteln „Annäherung an die 10'000 Schritte" haben Sie einige Tipps bekommen, wie Sie Ihre Schrittanzahl während Ihres Alltags erhöhen können. Doch wie sieht es am Wochenende aus, wenn man die meiste Zeit zu Hause verbringt?

Fangen wir einmal mit dem Morgen an: Gibt es ein Ritual, das Sie jedes Wochenende durchführen, für das Sie öffentliche Verkehrsmittel oder ein Auto brauchen? Wie etwa zum Bäcker das Brot holen, sich am Kiosk eine Zeitung kaufen oder Einkaufen gehen? Für all diese Tätigkeiten gilt das Gleiche wie aus dem oben genannten Kapitel: Wenn der Bäcker zu weit weg sein sollte, kann man einige Stationen Bus fahren und den Rest laufen. Wenn man einige Dinge noch einkaufen muss, kann man mit dem Fahrrad zum Supermarkt. Am praktischsten wäre es, wenn Sie einen Fahrradkorb hätten, wo Sie Ihre Einkäufe platzieren können. Natürlich können Sie nicht den ganzen Wocheneinkauf auf einem einzigen Fahrrad balancieren. Suchen Sie sich daher jemanden, der gerne einen kleinen Ausflug mit dem Fahrrad mitmachen würde. Und wenn Sie gar keine Lust zum Fahren haben, können Sie einen Teil wieder mit dem öffentlichen Verkehr oder dem Auto absolvieren.

In Ihrer Freizeit dürfen Sie natürlich nicht nur auf der faulen Haut liegen (zwischendurch schon, doch dies müssen Sie sich erst einmal verdienen). Suchen Sie sich daher Aktivitäten aus, die Ihnen Spaß machen und bei denen Sie gleichzeitig Laufen müssen.

- Museumsbesuch:

Für diejenigen, die Kunst gerne haben oder sich einfach vorstellen können mal ein Fuß in ein Museum zu setzen, ist dies der ideale Ort. Von Museum zu Museum ist es natürlich unterschiedlich, doch bei einem mittelgroßen Museum dauert es auch schon seine Zeit bis man sich alle Bilder und Skulpturen angesehen hat. Zudem kommt das Treppensteigen sicher nicht zu kurz. Am besten sollten Sie sich eine Begleitung zulegen, denn meist will jeder etwas anderes sehen und so laufen Sie auch garantiert lange genug umher. Je nachdem in welches Museum Sie gehen, liegt dieses in einer Stadt, die Sie noch nicht so gut kennen. Daher können Sie nach dem Museum gleich noch einen Stadtrundgang durchführen. Informieren Sie sich dafür beispielsweise gleich im Museum über die Orte, die Sie in der Nähe besuchen sollten und sonst kann Ihnen das Internet in diesem Fall sicher Abhilfe verschaffen. Und dies führt uns gleich zum nächsten Thema:

- Bei einem Stadtrundgang mitmachen

Es gibt bestimmt Orte in Ihrer Nähe, die Sie interessieren oder über die Sie gerne mehr wissen wollen. Manchmal kann man aber auch schon viel in seinem eigenen Wohnort erleben, wer weiß was Sie da noch für historische Schätze verbergen. Informieren Sie sich daher in der betreffenden Gemeinde und fragen Sie nach einem Stadtrundgang. Meist kostet dies nicht viel und dabei lernt man auch noch viele neue Leute kennen. Zudem kommt auch noch dazu, dass Sie bei dieser Aktivität nicht ums Laufen herumkommen. Eine gute Anzahl Schritte ist Ihnen schon jetzt garantiert.

- Spazieren gehen

Ein Spaziergang tut nicht nur dem Körper, sondern auch der Seele gut. Dazu ist es wichtig, dass Sie sich einen schönen Ort aussuchen, wo gute Luft herrscht und es etwas fürs Auge gibt. Dazu sind Wälder und Parke perfekt geeignet. Dort hat man seine Ruhe und kann die Seele baumeln lassen. Bleiben Sie zwischendurch stehen und genießen Sie die Geräusche der Natur um sich herum. Denn Sie sollten sich nicht immer nur aufs Laufen konzentrieren, sondern auch auf Ihre Umgebung und was Sie erleben können durch die zusätzliche Bewegung. So halten Sie Ihre Motivation aufrecht und fühlen sich auch besser.

- Im Tierheim mit dem Hund spazieren gehen

Für die Tierliebhaber unter den Lesern eignet sich ein Spaziergang mit einem Hund am besten um sich einige Schritte dazuzuverdienen. Dabei muss man nicht einmal einen eigenen Hund besitzen. Vielen Tierheimen sind auf freiwillige Helfer angewiesen, die zwischendurch mit einem Hund des Tierheims spazieren gehen. Gehen Sie dafür einfach einmal beim Tierheim vorbei und informieren Sie sich darüber. Meist bekommt man eine kurze Einführung und eine Broschüre zum Lesen über und dann kann es auch schon losgehen. Achten Sie darauf, dass Sie jedes Mal den gleichen Hund bekommen, wenn dies möglich ist. So können Sie sich auf den Hund einstellen und er auf Sie. So ist es mit der Zeit viel einfacher spazieren zu gehen.

- Die Kinder miteinbeziehen

Wenn Sie eine Familie haben, kennen Sie den Alltagsstress bestimmt auch. Da ist es schwierig noch extra Zeit für eigene Aktivitäten zu finden. Doch Sie müssen sich fürs Laufen nicht extra Zeit freischaufeln, Sie können auch beides miteinander verbinden:

Anstatt mit den Kindern zu Hause etwas zu spielen, gehen Sie mit Ihnen raus. Nehmen Sie einen Ball mit und ab auf die Wiese.

Wenn Sie die Kinder mit dem Auto zur Schule bringen, können Sie dies ab heute auch zu Fuß erledigen, die Fahrräder schnappen oder den öffentlichen Verkehr benutzen. So können Sie den Kindern gleichzeitig das Zug- und Busfahren näherbringen und dann sind diese auch nicht überfordert, wenn Sie es irgendwann selbst machen müssen.

Es gibt aber auch viele Eltern-Kind-Angebote, wie beispielsweise ein Schwimmkurs. Dort lernt Ihr Kind zu schwimmen, Sie kommen in Bewegung und verbringen auch noch Zeit miteinander.

Es gibt noch viele andere Möglichkeiten wie Sie die Familie in Ihr Vorhaben einbeziehen können. Fragen Sie einfach einmal bei Ihren Kindern nach und finden Sie heraus was Ihnen Spaß machen könnte. Es ist nicht nur wichtig, dass Sie mehr Bewegung in Ihren Alltag bringen, sondern die Wichtigkeit von Bewegung auch Ihren Kindern vermitteln. Wenn Ihre Kinder wenig Begeisterung fürs Laufen und Sport zeigen, können Sie Ihnen dies spielerisch näherbringen: Gehen Sie im Wald spazieren und machen Sie daraus ein

Suchspiel, wer zuerst 5 Nüsse findet oder ein bestimmtes Blatt. So kommt jeder in Bewegung ohne, dass es sich wie ein Zwang anfühlt. Sie können auch Freunde der Kinder mitnehmen, so wird es den Kindern sicher nicht langweilig.

Wenn Sie keine eigenen Kinder haben, kennen Sie sicher Freunde mit Kindern. Laden Sie diese ein zu einem Spaziergang oder einer anderen Aktivität. Wie wäre es dabei mit einer Runde „Fahne erobern". Am besten lässt sich dies im Wald spielen ab 10 Personen. Dabei gibt es zwei Teams, die sich in einem abgesprochenen Gebiet verteilen und irgendwo jedes Team seine Flagge aufstellt. Dazu gibt es in jedem Gebiet ein Gefängnis, dort kommen alle Mitspieler der gegnerischen Mannschaft hinein, die abgeklatscht worden sind (beispielsweise macht man ab, dass dies ab einem Schulterklopfen gilt). Die Leute können befreit werden, wenn sie von einem Teammitglied abgeklatscht werden. Gewonnen hat diejenigen Mannschaft, die die gegnerische Fahne über die Mittellinie bringt ohne gefangengenommen zu werden.

Die ist nur ein Beispiel von vielen, lassen Sie Ihrer Kreativität freien Lauf.

Kapitel 11 – Sich an das neue Laufen gewöhnen

Bis zu diesem Zeitpunkt haben Sie alle Grundlagen in der Tasche und wissen, wo Sie stehen. Ebenfalls wissen Sie, dass ein realistisches Ziel ungefähr 400-500 Schritte mehr pro Woche ist. Doch nun ist die Frage: Wo soll ich nur anfangen?

Sie haben viele Informationen und Idee erhalten, nun geht es darum diese auch um zu setzten. Dazu sollten Sie sich einfach einmal überlegen, was Sie Ihnen am meisten Spaß macht und welche Dinge Sie am besten in Ihren Alltag integrieren können. Wenn Sie ein paar Ideen gesammelt haben, sollten Sie sich einen Plan aufstellen um die Übersicht zu behalten. Schreiben Sie auf, wie Sie zu Ihrem Arbeitsort gelangen und wo Sie aussteigen oder Ihr Auto parkieren wollen. Sehen Sie sich die verschiedenen Angebote zum Mittagessen an, die es in der nahen Umgebung zu Ihrem Arbeitsort gibt. Am besten sollten Sie sich Hilf von Google Maps holen. Auf der Karte finden Sie die verschiedensten Angebote, inklusive Bewertung von Kunden. Das Beste jedoch ist die „Route berechnen" Funktion. Dort können Sie Ihren Standort eingeben und den Zielort und dann rechnet Ihnen Maps die Zeit aus, die Sie brauchen um entweder mit dem Auto, dem öffentlichen Verkehr oder eben zu Fuß die gewünschte Strecke zurückzulegen. So können Sie schon im Voraus wissen, wie lang Sie brauchen und die Distanz wird Ihnen auch in Kilometern angezeigt. Danach sollten Sie sich nach der Arbeit noch eine Aktivität aussuchen, die Sie machen wollen, sei es am Abend noch Spazieren zu gehen, etwas mit den Kindern zu unternehmen oder Erledigungen zu Fuß zu erledigen. Wenn Sie sich all die Dinge aufschreiben und den Tag so planen, haben Sie erstens die Übersicht und müssen sich zweitens dann am Mittag nicht noch überlegen, wo Sie hingehen wollen. Denn wenn man bald nichts findet, verliert man schnell einmal die Motivation und sucht sich ein bekanntes Lokal in der Nähe aus. Andererseits wird es Ihnen auch viel schwerer Fallen Pläne nicht einzuhalten, weil Sie aufgeschrieben fix sind und Sie so einen konkreten Plan haben. Am besten sollten Sie sich den Plan am Kühlschrank oder an der Schlafzimmerwand aufhängen um ihn immer im Auge zu behalten.

Überwinden Sie sich dazu auch Neues auszuprobieren. Am Anfang ist es immer schwierig einzuschätzen welche Aktivität wie viele Schritte bringt. Daher wird es in den ersten paar Wochen nötig sein, dass Sie immer wieder auf Ihren Schrittzähler einen Blick werfen. So lernen Sie mit der Zeit abzuschätzen wie viel Zeit es braucht um eine gewisse Anzahl an Schritten zu leisten. Wenn Sie nun einen fixen Weg haben, der aber nicht so viele Schritte bringt, suchen Sie sich einen anderen. Indem Sie immer wieder neue Wege ausprobieren, wird es Ihnen sicher nicht langweilig beim Laufen und Sie lernen Ihre Gegend noch einmal ganz neu kennen. Das Gleiche gilt auch für die Wochenendaktivitäten. Wenn es Ihnen nicht gefällt, was Sie seit ein paar Wochen machen, versuchen Sie es mit etwas Anderem. Sie können sich auch Tipps von Kollegen holen und Leuten in der Umgebung. Fragen Sie nach schönen Orten, an denen Sie unbedingt einmal vorbeigehen sollten. Und wenn der Weg an einem Tag doch zu kurz geraten ist und Sie nicht auf die gewünschte Anzahl Schritte gekommen sind, legen Sie einen kleinen Extraspaziergang am Abend ein. Dies ist auch die beste Methode um den Kopf freizubekommen und sich noch etwas zu entspannen.

Kapitel 12 – Wandern

Bis heute hält sich das Klischee, dass wandern nur was für Senioren und Rentner ist, noch hartnäckig. Doch dem ist nicht so. Viele Menschen jeden Alters nutzen das Wandern, um Ihren Kopf freizubekommen und die frische Bergluft zu genießen. Das Laufen in den Bergen tut auch Ihrer Gesundheit und Ihrem Herzen gut. Durch die verschiedenen Steigungen und Fälle haben Sie immer wieder anspruchsvollere und entspannter Passagen. Und wo könnte man besser für sein 10'000-Schritte-Ziel arbeiten als in den Bergen?

Doch bevor es überhaupt in den Zug gehen kann um in die Berge zu gelangen, braucht es einiges an Vorbereitung und Vorsorge.

Die richtigen Schuhe:

Wenn man seit zwei Stunden unterwegs ist und irgendwo in der Peripherie im Niemandsland gelandet ist, kann ein verstauchter Knöchel fatal sein. Schlimmstenfalls muss die Rega Sie abholen kommen. Daher ist es wichtig, dass man das richtige Schuhwerk besitzt. Dabei mangelt es an Auswahl bei weitem nicht; von dicker bis dünner Sohle und tief- bis hoch geschnittenen Modellen reicht die ganze Palette. Ein jeder muss am Anfang für sich herausfinden, was am besten passt. Während die einen auf das Modell über dem Knöcheln schwören, da der Fuß darin nicht umknicken kann und vollkommen stabil ist, haben andere das tiefe Modell lieber, da man mehr Bewegungsfreiheit hat. So oder so ist der Fuß auf jedem Fall geschützt und man kann sich vollkommen aufs Wandern konzentrieren. Dabei sollten Sie sich einfach einmal in ein Sportgeschäft begeben, die Wanderschuhe und andere Utensilien anbieten. Dort können Sie sich beraten lassen und verschiedene Modelle ausprobieren. Achten Sie unbedingt darauf, dass der Schuh perfekt sitzt und nirgends drückt. Sonst sind Druckstellen und Blasen schon vorprogrammiert. Achten Sie darauf, dass Sie beim Anprobieren genug lang darin herumlaufen und überprüfen wie stabil Sie sich in den Schuhen fühlen. Dabei lohnt es sich am Anfang etwas mehr zu investieren, da die Schuhe einige Jahre halten werden. Neben einem guten Paar Schuhe bräuchten Sie noch unbedingt eine Regenjacke. In den Bergen kann einen das Wetter schnell einmal überraschen, daher gehört guter Regenschutz immer in einen Wanderrucksack. Nichtsdestotrotz muss man ein paar Tage vorher (nicht mehr als 3 Tage, sonst können die Wetterangaben noch variieren) das Wetter überprüfen, da es bei Regen und Unwetter gefährlich werden kann (Steinschlag, Rutschgefahr etc.) und dann vom Wandern abgeraten wird. Ansonsten ist es wichtig, dass Sie das erste Mal nicht alleine wandern gehen. Falls Ihnen etwas zustoßen würde, haben Sie jemanden dabei, der Ihnen helfen kann. Nehmen Sie einen Freund mit, zu zweit macht es dann auch mehr Spaß und Sie können sich gegenseitig anspornen. Wenn Sie sich nicht sicher sind, ob der folgende Weg zum Wandern geeignet ist oder dieser nicht korrekt gekennzeichnet ist, lassen Sie sich nicht verleiten und bleiben Sie stets auf dem markierten Weg. Man kann aus sicherheitstechnischen oder auch aus umweltschonenden Gründen die seitlichen Wege nicht betreten.

Was gehört alles in einen Wanderrucksack:

Wenn man schon ein Gebiet ausgesucht hat und davon eine Karte hat, gehört diese unbedingt ins Gepäck. Falls Sie keine besitzen, können Sie sich an vielen Bahnhöfen eine besorgen inklusive Wandertipps und Beratung bezüglich der Wanderwege in diesem Gebiet. Aber keine Sorge, man muss kein Kartenleser sein um sich orientieren zu können. An den guten Wanderwegen sollten immer wieder Wegweiser aufkommen. Je nachdem sind die Wanderwege entweder durch klare Schilder gekennzeichnet oder aber durch Farben. Fragen Sie dafür einfach schnell an einem Informationsstand am Bahnhof nach. Dann sollten Sie unbedingt genug Wasser und Essen einpacken. Beim Wandern schwitzt man viel und daher sollte man auch immer wieder zwischendurch einen Schluck Wasser nehmen. Beim Essen muss jeder für sich entscheiden was er am liebsten hat und am besten verträgt. Manche essen lieber kleine Dinge zwischendurch wie Brot, Schinken und Käse andere nehmen ein normales Mittagessen, wie beispielsweise Spaghetti, ein. Sie sollten einfach darauf achten, dass Sie nichts zu schweres essen, da man sich nach dem Mittagessen nur träge und müde fühlt. Wenn man also die Spaghetti essen will, sollte man dies nicht mit einer fettigen Sauce anreichern – Olivenöl tut es auch schon – und dann die Portion einteilen und zu einem späteren Zeitpunkt die andere Hälfte essen. Neben der Verpflegung wäre ein frisches Paar Socken und ein T-Shirt zum Wechseln noch angenehm. Viele schätzen es sich nach einem langen Tag vor der Zugfahrt oder auch vor dem Abstieg umzuziehen. Und als letztes brauchen Sie noch einen kleinen Notfallkoffer und ein funktionierendes Telefon. Dabei dürfen Pflaster, Desinfektionsspray und Verbandszeug nicht fehlen. Wenn Sie nun alles eingepackt haben, die Wanderschuhe bereit sind, steht Ihrem Wandertrip nichts mehr im Weg.

Kapitel 13 – Tempo

Wie Sie gesehen haben, gibt es mehr als genug Möglichkeiten um seine Schrittanzahl im Alltag zu erhöhen. Natürlich braucht es immer etwas Zeit bis man sich an neue Wege gewöhnt hat und sich mit dem Schrittzähler angefreundet hat. Doch schon nach einigen Wochen kann man sich zu den alten Hasen zählen, denn es braucht nicht zu lange bis man merkt, welche Haltestelle am besten geeignet ist um früher auszusteigen, das Treppensteigen kommt einem nicht mehr so anstrengend vor und am Mittag weiß man wo man Mittagessen kann. Wenn Sie nun an diesem Punkt in Ihrem Trainingsverlauf angekommen sind, ist es an der Zeit einen Schritt weiter zu gehen: das Tempo beim Laufen zu variieren. Denn Laufen ist nicht gleich Laufen. Es kommt sehr darauf an, wie man läuft und mit welcher Geschwindigkeit. Wenn Sie überwiegend bergab laufen, schadet das langfristig nicht nur Ihren Knien, Ihr Training leidet auch darunter. Die 10›000 Schritte sagen nichts darüber aus welche Steigung Sie durchgemacht haben und wie schnell Sie gelaufen sind. Daher eignen sich Apps wie Runtastic sehr gut um einen Überblick über die zurückgelegte Strecke zu haben. Wenn Sie immer nur gemütlich spazieren und sich dafür extrem viel Zeit nehmen, verlieren Sie langsamer an Gewicht als wenn Sie zwischendurch etwas Gas geben. Und genau darum geht's: Variation in den Laufstil bringen. Wenn Sie schon verschiedene Wege ausprobiert haben, wurde Ihnen wahrscheinlich sehr schnell bewusst was es für einen Unterschied macht, wenn man bergauf oder gerade ausläuft. Bei einer Steigung kommt man schon viel schneller aus der Puste und die Beine brennen. Doch das ist auch gut so! Versuchen Sie einmal am Tag eine kurze Strecke zu nehmen, die anspruchsvoller ist als nur ein langer gerader Weg. Dabei müssen Sie nicht stundenlang einen Hügel hinauflaufen. Es geht mehr darum, dass Sie dies für 5-10 Minuten pro Tag machen. Anstatt die Hauptstraße entlangzulaufen, können Sie es mit den Nebenstraßen probieren und obendrüber laufen. Wenn Sie dann beim Laufen außer Atem kommen sollten, bleiben Sie nicht stehen. Stattdessen können Sie das Tempo etwas drosseln um wieder gut Luft holen zu können. Behalten Sie immer im Hinterkopf, dass stehenbleiben keine Option ist! Das Training lebt davon, dass man kontinuierlich etwas macht. Und wenn Sie dann im Laufluss sind und immer wieder unterbrechen um sich auszuruhen, wird es Ihnen mit jeder Pause etwas schwerer fallen wieder anzufangen und es hat nicht denn gleichen Effekt wie ohne die Pausen. Sie dürfen beim Laufen ruhig auch mal ins Schwitzen kommen und sich selbst immer wieder herausfordern, denn nur so steigern Sie Ihre körperliche Fitness und Ihre Motivation. Falls Sie beim Laufen Seitenstehen bekommen sollten, dann müssen Sie sich darauf achten, dass Sie regelmäßig und tief atmen. Ein oberflächliches Atmen macht das Stechen nur noch schlimmer und bald sind Sie gezwungen anzuhalten. Atmen Sie bei jedem Atemzug so tief wie möglich ein, halten Sie dann die Luft für 2-3 Sekunden an und atmen Sie wieder aus bis die ganze Luft draußen ist. Bei jedem darauffolgenden Atemzug sollten Sie versuchen immer langsamer zu werden und mit der Zeit sollte es möglich sein immer etwas länger ein- und ausatmen zu können.

Kapitel 14– Jeder Schritt zählt

Wenn man sich entscheidet zum Bäcker zu Fuß zu gehen und sich dann überlegt, dass dies beispielsweise „nur" 400 Schritte sind, überlegt man sich dann vielleicht, dass im Gegensatz zu 10›000 Schritten dies sehr wenig ist und es sich gar nicht lohnt jetzt noch zu gehen. Dann plant man vielleicht eine andere Aktivität, mit der man dann auf einmal viel mehr Schritte macht. Und so fängt man dann an aufzuschieben. Es ist verlockend sich klarmachen zu wollen, dass kleine Aktivitäten nur ein Bruchteil sind und gar nicht so viel bringen. Doch genau das macht dieses spezielle Training so aus. Es zielt darauf ab, dass man nicht auf einmal eine halbe Stunde oder mehr im Fitness schwitzen muss sondern dass man sich das Training häppchenweise über den Tag verteilen kann. Doch damit dies auf funktioniert und Sie am Schluss auch wirklich auf die 10›000 Schritte kommen, müssen Sie jede noch so kleine Gelegenheit ausnutzen um sich zu bewegen. Dies erfordert sehr viel Selbstdisziplin und kann an manchen Tagen einfach und an andern weniger einfach sein. Denken Sie an den weniger guten Tagen immer daran, dass das Aufstehen und zum Bäcker laufen immer noch besser ist, als sich jetzt ins Fitness zu begeben.

Kapitel 15 – Ernährung

Wenn man sich vorgenommen hat abzunehmen, dann wird man um das Thema Ernährung nicht drum herumkommen. Viele Menschen machen am Anfang den Fehler, dass Sie entweder zu viel oder zu wenig essen. Es ist schwierig abzuschätzen wie viel man an Kalorien verliert, wenn man den ganzen Tag läuft. Daher können Ihnen die Apps aus Kapitel 7 eine ungefähre Idee liefern wie viel man verbraucht hat. Doch jeder Körper ist anders und jeder Mensch braucht unterschiedlich viele Kalorien. Ein Orientierungswert ist: 2'000 Kalorien. Dies ist der Wert, denn ein Mensch durchschnittlich pro Tag zu sich nimmt. Sportler und große Menschen werden mehr als 2'000 Kalorien zu sich nehmen, als kleine Menschen und die, die nicht intensiv Sport betreiben. Daher ist es wichtig, dass man auf sein Bauchgefühl hört und sich auf seinen Körper verlässt. Denn es gibt nicht das eine Wunderrezept für einen jeden Menschen. Man hat unterschiedliche Dinge gern, der Körper verträgt je nach Mensch gewisse Esswaren nicht und andere schon. Daher soll Ihnen die Zahl 2'000 nur als erste Orientierung dienen bei dem Weg zu einer gesünderen Ernährung.

Viele, die gesunde Ernährung hören, denken gleich an Blumenkohl und gedämpftes Gemüse ohne irgendwelche Beilagen und die Motivation zur Ernährungsumstellung schwindet mit jedem Kohlkopf, den man sich vorstellt. Doch dies muss nicht sein! Nur weil Sie sich entschieden haben abzunehmen, heißt dies nicht, dass

Sie auf alles verzichten müssen, was Sie gerne gegessen haben. Es heißt einfach nur, dass man in Massen genießen und bewusster Essen soll. Jedoch gibt es einige wenige Dinge, die Sie ganz aus Ihrem Leben streichen sollten:

- Süßgetränke:

Die Kalorienfallen schlechthin sind Ice Tea, Cola und Co. In einem halben Liter Cola ist 45 Gramm Zucker enthalten und dies entspricht fast schon der empfohlenen Zuckerrate pro Tag! (empfohlene Zuckerrate pro Tag für Frauen: 50g; für Männer: 65g maximal). Daher Finger weg von den Produkten!

- Diät- und Lightprodukte:

Was der Hersteller dieser Produkte nicht alles verspricht. Da scheint Abnehmen etwas zu sein, das man einfach so mal während dem Essen machen kann. Doch der Schein trügt. Zwar haben diese Produkte vor allem weniger Zucker enthalten, doch ohne einen Ersatz würde das Essen nicht schmecken und niemand würde es kaufen. Daher sind viele Spezialprodukte mit sehr viel Süßstoff und Zuckerersatz ausgestattet. Coca-Cola Zero ist da das perfekte Beispiel. Obwohl die Cola kein Zucker und damit keine Kalorien enthält, schmeckt sie süß. Der „Ersatzzucker" gaukelt dem Körper vor, dass er Zucker bekommt, jedoch kommt dann nichts. Aufgrund der gegenteiligen Signale will sich der Körper den fehlenden Zucker holen und man spürt dies durch Hunger. Die Ersatzprodukte sind daher an sich kalorienarm, jedoch bringen die Ersatzstoffe uns dazu, dass wir im Nachhinein mehr essen. Zudem sind die meisten Produkte sehr künstlich und schmecken bei weitem nicht so gut wie etwas Selbstgemachtes.

- Fertigsaucen:

Viele Menschen, die abnehmen wollen, greifen im Restaurant zu einem Salat. Jedoch kann dieser sich schnell zu einer wahren Kalorienbombe entpuppen. Haben Sie sich beim Einkaufen schon einmal darauf geachtet wie viele Kalorien die Salatsauce hat? Hier ein Beispiel:

Ein fertiges Frenchdressing enthält 460kcal pro 100 Gramm, Olivenöl dagegen enthält 885 kcal. Da denkt man sich schnell, dass man lieber zum Fertigprodukt greifen sollte, da diese wenigen Kalorien enthalten, doch falsch! Denn Kalorien sind nicht gleich Kalorien (im nächsten Kapitel dann mehr dazu). Olivenöl gehört zu den guten Fetten, während die fertige Salatsauce schlechte Fette enthält. Daher sollten Sie zu Hause die Fertigsauce in die Tonne hauen und das Dressing selbst machen, dazu finden Sie viele Rezepte im Internet. Vermeiden Sie zu fettige Zutaten wie Rahm oder Crème Fraîche, nehmen Sie stattdessen Quark oder Cottage-Käse.

- Weißmehlprodukte

Man hat die 4. Scheibe Toast gegessen doch man fühlt sich immer noch nicht richtig satt. Das liegt daran, dass der Körper praktisch gar nichts davon hat. Es sind keine Nährstoffe, Ballaststoffe, Vitamine oder gute Fette enthalten und genau das braucht ein Körper um gut zu funktionieren. Steigen Sie daher auf Vollkorn um und vermeiden Sie Weißmehlprodukte. Denn bei Vollkorn – vor allem beispielsweise Brötchen, die noch mit diversen Kernen belegt oder gefüllt sind – braucht der Magen viel länger, bis er die Kerne verdaut hat und so haben wir viel länger was von unserem Essen und der Körper wird mit wichtigen Ballaststoffen und Vitaminen versorgt. Weißmehl wird nicht nur schnell verdaut, sondern wird vom Dünndarm zu Zucker umgewandelt und so schießt der Blutzucker schnell in die Höhe, sinkt dann auch rapide wieder ab und man fühlt sich müde und hat schon wieder Hunger.

Wenn man diesen Alltagsfallen aus dem Weg geht, hat man schon eine Menge erreicht. Das nächste Kapitel wird Ihnen helfen zu verstehen, wieso 500 Kalorien in einem McDonalds Burger nicht das gleiche sind, wie 500 Kalorien in Form von Vollkornspaghetti und Gemüse als Beilage.

Kapitel 16 – Kalorien sind nicht gleich Kalorien

Wenn man einfach abnehmen könnte indem man den Tag durch die Zahlen zusammenzählt, die auf der Verpackung unter „Kalorien" stehen, würden Sie dieses Buch wahrscheinlich nicht lesen. Doch die Ernährung ist viel mehr als nur die Anzahl Kalorien. Wie schon erwähnt, dienen die Kalorien als ein Richtwert, jedoch sagen Sie nichts darüber aus wie gesund ein Lebensmittel oder Produkt ist (klar ist, dass wenn eine Mahlzeit 600 kcal hat, sie nicht gesund sein kann. Jedoch geht es hier mehr um die Alltagsprodukte). Sie müssen sich daher vor allem darauf achten was darin enthalten ist. Dazu nehmen wir nochmals das Beispiel aus dem vorherigen Kapitel zur Hand: Der Burger und der Teller Spaghetti mit Beilagen. Burger, die in weltweiten Fast-Food-Ketten hergestellt werden, verbringen einige Zeit im alten Bratfett und liegen je nachdem einige Zeit schon zubereitet herum. Der Körper hat nichts davon und sie sättigen nur für kurze Zeit. Das Brot ist praktisch immer aus Weißmehl gemacht und das Fleisch in Fett gebraten. Im Gegensatz dazu sättigen die Spaghetti viel länger, da sie aus Vollkorn gemacht sind und es sich um Kohlenhydrate handelt und das Gemüse liefert dazu noch die nötigen Vitamine. Und obwohl die beiden Gerichte die gleiche Anzahl Kalorien aufweisen, ist das eine Produkt viel besser als das andere. Doch das heißt jetzt nicht, dass Sie vollkommen auf Burger verzichten müssen. Die gesündeste und sicherste Variante ist es, wenn Sie zu Hause selbst Burger machen. Dazu brauchen Sie nur Hackfleisch, Vollkornbrötchen, guten Käse, Salat und Gemüse. Der Belegung des Burgers sind dabei keine Grenzen gesetzt, von Avocado bis Rotkohl kann alles rein, seinen Sie kreativ. Doch wenn man mal keine Zeit zum Kochen hat oder auswärts isst, gibt es in der heutigen Zeit etliche Angebote an Burger-Lokalen, die sich darauf spezialisiert haben die Burger gesund und vor allem frisch zuzubereiten. Ein gutes und gesunde Lokal zeichnet sich dadurch aus, dass man nicht wie im Fastfood Restaurant schon nach einer halben Minute das Menü bekommt, da darf man sich ruhig Zeit nehmen. Auf der Speisekarte sollte verzeichnet sein von wo das Fleisch kommt (am besten natürlich gerade aus der Umgebung) und bestenfalls wird explizit erwähnt, dass sie nur frische Zutaten verwenden. Dazu sollte bei der Auswahl bei jedem Burger aufgelistet sein, was genau drin ist. Viele Lokale bieten eine halboffene Küche an, so dass man je nachdem sogar zusehen kann wie der Burger zubereitet wird. Spätestens dann können Sie sich sicher sein, dass Sie ein gutes Lokal gefunden haben.

Wie Sie am Burgerbeispiel sehen, gibt es zu jedem Essen eine gesunde Variante, man muss nur wissen, welche Zutaten man verwenden soll.

„Fett und Kohlenhydrate, bloß nicht!" Bei einer Diät setzt man häufig auf Proteine (Eier, Fleisch) und vermeidet Kohlenhydrate (Kartoffeln, Brot) und Fette. Tun Sie das auf keinen Fall. Denn Sie machen keine Diät – da diese selten aufgehen – sondern stellen Ihre Ernährung auf Dauer zu gesund um. Und da ist es für den

Körper essentiell, dass er von allen drei Grundnährstoffen was bekommt. Der Körper braucht Fett um zu funktionieren, doch genau wie bei den Kalorien ist nicht jedes Fett gleich gut. Einfach gesagt gibt es gute und schlechte Fette. Zu den guten Fetten (die reich an ungesättigten Fettsäuren bestehen; Teile, die der Körper nicht selbst herstellen kann und zum Überleben braucht) gehören beispielsweise: Avocado (kalorienreich für eine Frucht, aber sehr gesund und fast schon ein Muss in einem Menü), Nüsse, Fisch (Lachs, Hering, Makrele), Kokosöl und Rapsöl. Ohne solche Fette könnte es zu Haarausfall, Verdauungsproblemen und Konzentrationsproblemen kommen; und dies sind nur ein paar wenige von vielen Folgen. Aber auch unser Gehirn ist auf die guten Fette angewiesen. Diese benötigt es für die Nervenbahnen, um Informationen weiterzugeben und für seinen Aufbau allgemein. Wenn Sie also langfristig auf Fett verzichten, schaden Sie nicht nur Ihrem Körper, sondern auch Ihrem Gehirn.

Auch Kohlenhydrate gehören zu einem funktionierenden Alltag dazu. Denn sie sind die Energielieferanten schlechthin! Man muss einfach wissen welche Kohlenhydrate gut sind, hier ein paar Beispiele: Vollkornprodukte, Kartoffeln, Haferflocken, Spinat, Reis, Früchte.

Schlussendlich geht es aber darum, dass Sie von allem essen und davon immer die gesunde Variante nehmen. Benutzen Sie dazu auch einfach Ihren Menschenverstand. Wenn sie Poulet essen, nehmen Sie die Haut weg, die nur so von Öl und Fett trieft. Wenn Sie Reis kochen und dazu eine Sauce machen, benutzen Sie keinen

Rahm, sondern Joghurt. Und so weiter.

Alkohol, der Feind eines jeden Abnehmwilligen. In der nächsten Zeit werden Sie auf Ihr Feierabendbier verzichten müssen. Dies heißt nicht, dass Sie Bier, Wein und Co. ganz aus dem Leben verbannen sollen, jedoch sollten Sie den Konsum senken. Denn Alkohol entzieht dem Körper wichtige Salze und Flüssigkeit, am nächsten Tag ist man nicht mehr so fit und dazu ist Alkohol noch ziemlich kalorienreich. Daher sollten Sie maximal einmal pro Woche Alkohol konsumieren und sonst zu beispielsweise alkoholfreiem Bier wechseln. Denn die alkoholfreie Variante gilt auch in Massen getrunken als richtig gesund und stärkt das Immunsystem.

Kapitel 17 – Durch Sport zu viel essen

Nach einer guten Runde Joggen oder Fahrradfahren, meldet sich schnell mal das Hungergefühl. Viele Menschen, die noch nicht so lange Sport betreiben, wollen sich nach den Strapazen etwas gönnen und überschätzen dabei die Anzahl verlorener Kalorien. Nehmen wir einmal das Beispiel Schokoriegel: Twix, Mars und Co. scheinen auf den ersten Blick ein kleiner Snack zu sein, jedoch haben sie es in sich. Schokoriegel mit Nüssen und Karamell haben meist zwischen 200-300 Kilokalorien. Um also ein Twix „abzutrainieren", müssten Sie entweder eine Stunde Schwimmen oder 20 Minuten auf dem Laufband Gas geben. Ein rechter Aufwand für einen kleinen Snack. Greifen Sie daher nach dem Sport zu gesünderen Alternativen, die aber auch Süß sein dürfen: Erdnussbutter eignet sich dazu perfekt. Nüsse bestehen zu einem Teil aus gesunden Fetten und sind der perfekte Energielieferant kurz nach dem Sport.

Wenn Sie etwas Süßes essen wollen, dann greifen Sie da zu schwarzer Schokolade. Ihr hoher Kakaoanteil ist gesund und gut fürs Herz. Achten Sie dabei darauf, dass Sie die Schokolade nach und nicht vor der Mahlzeit einnehmen. Auch hier ist die Devise simpel: Steigen Sie einfach auf eine gesunde Alternative um und dann müssen Sie auf nichts verzichten.

Sie sollten ebenfalls darauf achten, dass Sie regelmäßig essen. Wenn Sie Mahlzeiten überspringen oder sogar auslassen, wird sich der Hunger später umso stärker melden. Wenn man länger nichts isst, kann es zu sogenannten „Heißhungerattacken" kommen. Dies passiert häufig, wenn Menschen eine sehr strikte Diät halten und dabei auf Vieles verzichten und nicht genug Essen. Dann essen sie unkontrollierte Mengen und wenn dies häufiger passiert, setzt bald der „Jojo-Effekt" ein – man nimmt schlussendlich noch mehr zu als am Anfang. Um das zu verhindern muss man genug essen und mindestens drei Mahlzeiten am Tag einnehmen. Hier steht „mindestens", denn es gibt auch Menschen, die lieber fünf kleine Mahlzeiten einnehmen und diese dann über den Tag verteilen. Dies ist reine Geschmackssache und sollte jeder für sich selbst herausfinden, was einem besser passt. Jedoch sollten Sie immer eine Frucht oder ein paar Nüsse für zwischendurch dabeihaben, wenn sich mal der kleine Hunger meldet.

Kennen Sie das auch, wenn Sie sich hungrig an den Tisch setzen und dann mit einem richtig unangenehmen Völlegefühl wieder aufstehen? Das kann passieren, wenn man zu schnell isst. Denn der Magen braucht immer eine gewisse Zeit bis er melden kann, ob er satt ist oder nicht und manchmal merken wir selbst nicht einmal was wir schon alles gegessen haben. Daher sollten Sie sich darauf achten, dass Sie sich genug Zeit nehmen um zu essen und dass Sie keine Mahlzeiten vor dem Fernseher einnehmen. Durch den Fernseher ist man schnell abgelenkt und merkt nicht wie viel man eigentlich schon gegessen hat und plötzlich ist dann die ganze Chipspackung leer. Wenn Sie vor dem Fernseher etwas naschen wollen, können Sie sich Peperoni, Gurken und Karotten in Scheiben schneiden und diese gewürzt oder mit Cottage-Käse genießen. Bei einem Film darf es natürlich auch Popcorn sein, achten Sie einfach darauf, dass das Popcorn nicht gebuttert ist; da steckt einiges an Fett drin und nicht das gute.

Bei einer normalen Mahlzeit sollten Sie sich mindestens 20-30 Minuten Zeit lassen. Denn erst dann kann der Körper auch das Sättigungsgefühl wahrnehmen. Aber auch sonst ist es wichtig, dass Sie sich Zeit nehmen um das Essen genießen zu können. Nur so können Sie auch lernen bewusst zu essen, wenn Sie anfangen bewusst zu genießen.

Ebenfalls ist es wichtig, dass Sie nicht zu spät am Abend essen. Sonst leidet die Schlafqualität darunter. Am besten wäre es, wenn Sie sich durch den Tag fixe Zeiten einplanen würden, an denen Sie essen wollen. So verhindern Sie garantiert Heißhunger und vermeiden Stress beim Essen.

Kapitel 18 – Verbieten Sie sich nichts

Schokolade, ade? Tschüss Kuchenstück? Nein, das muss nicht sein. Der Mensch ist ein Genießer, das ist eine Tatsache und da kommen wir nicht drum herum. Warum sonst sind die Restaurants an den Wochenenden so belegt und die Cafés immer so gut besucht? Essen dient jedoch nicht nur als Genussmittel, sondern verbindet auch. Oft treffen sich Menschen um beisammen zu sein bei einem Mittag – oder Abendessen. Wer möchte da immer zu Salat essen? Daher ist es wichtig, dass Sie sich an solchen speziellen Anlässen auch mal etwas gönnen dürfen. Das heißt jetzt nicht, dass Sie mit einer deftigen Vorspeise und einem riesigen Dessert aufhören sollten. Nein, viel mehr geht es darum, dass Sie von allem in Massen genießen. Essen Sie bewusst und genießen Sie jeden Bissen.

Wenn Sie bei Ihrem Salat bleiben, während Ihre Kollegen genüsslich die Pizza beim Italiener oder den Teller Spaghetti verschlingen, können Sie danach ja nur gefrustet raus schreiten. Dies gilt aber nicht nur, wenn Sie auswärts essen gehen, diesen Gedanken sollten Sie auch in Ihren Alltag einbauen. Gönnen Sie sich manchmal nach dem Essen ein kleines Stück Schokolade (bevorzugt schwarze) oder ein Stück Kuchen. Denn wenn Sie sich Verbote auferlegen und sich zwingen nicht an Süßes zu denken, werden Sie umso mehr an Süßes denken. Versuchen Sie dafür das folgende Gedankenexperiment: Versuchen Sie in der folgenden Minute nicht an einen rosa Elefanten zu denken. Und an was haben Sie in dieser Minute am häufigsten gedacht? – Genau, an den rosa Elefanten. Gedanken und Wünsche zu unterdrücken ist schwierig und lässt Sie nur noch häufiger auftauchen. Und mit genügend Bewegung und der richtigen Ernährung wird auch das Stück Kuchen Sie nicht zurückwerfen und sich nicht gleich an dem Hüpfen festkleben.

Kapitel 19 – Lassen Sie sich zu nichts zwingen

Auch wenn Spinat ein Eiweißlieferant schlechthin ist und angepriesen wird, müssen Sie ihn trotzdem nicht essen. Es gibt genug alternative Lebensmittel. Ob es jetzt der Spinat oder der Kohl sind, ein jeder hat Lebensmittel, die er nicht leiden kann. Zwingen Sie sich daher nicht jede Woche den Spinat herunterwürgen zu müssen nur, weil er gesund ist. Überlegen Sie sich lieber was es sonst noch für Alternativen gibt. Auch diejenigen unter Ihnen, die sich nicht gerade als Gemüsefans outen würden, werden etwas für sich finden, garantiert! Die Gemüse- und Früchtewelt ist so vielfältig, man muss nur die Augen offenhalten. Doch bevor Sie jetzt beispielsweise den Spinat für immer von Ihrem Menü streichen, probieren Sie ihn nochmals. Denn nur, weil er Ihnen als Kind nicht geschmeckt hat, heißt das nicht, dass er Ihnen heute nicht doch schmecken könnte. Geschmäcker verändern sich, vergessen Sie das nie. Doch auch die Zubereitungsart kann einen weltbewegenden Unterschied machen. Broccoli kann man nicht nur kochen, sondern auch anbraten, im Ofen zubereiten oder grillieren; informieren Sie sich daher unbedingt über die verschiedenen Zubereitungsarten.

Trauen Sie sich neues auszuprobieren. Googeln Sie oder schlagen Sie ein Kochbuch auf (falls Sie noch keins besitzen, ist es schleunigst an der Zeit eins zu besorgen) und sehen Sie nach, was für

Arten von Gemüse es überhaupt gibt. Sie sollten jeden Tag mindestens eine Portion Gemüse zu einer Mahlzeit essen und verschiedene Früchte über den Tag verteilen.

Viel Spaß beim Ausprobieren.

Schlusswort

Wie Sie schlussendliche sehen gibt es eine Menge, das zum Laufen dazugehört. Indem Sie sich entschieden haben dieses Buch in die Hand zu nehme und zu lesen, haben Sie sich für einen gesünderen Lebensstil entschieden. Nach diesem Buch sollte Ihnen klar sein, dass man nicht von heute auf morgen die 10'000-Schritt-Marke knacken kann. Daher sollten Sie lernen auch kleine Fortschritte zu schätze und vor allem auf sich selbst stolz zu sein. Es braucht sehr viel Mut und Entschlossenheit um den Schritt in ein neues Leben zu wagen und dies haben Sie eindeutig bewiesen. Bleiben Sie daher täglich dran und dokumentieren Sie Ihren Erfolg. Halten Sie aber auch die kleinen Niederschläge fest, denn dies gehört genau so dazu. Das Wichtigste ist einfach, dass Sie Ihr Ziel nicht aus den Augen verlieren. Machen Sie sich dabei aber keinen Druck. Beschreiten Sie den Weg in Ihrem Tempo. Vergessen Sie bei all der Lauferei nicht ans Essen zu denken. Führen Sie das Kochen als ein fixes Ritual in Ihr Leben ein. Wenn Sie nicht gerne alleine kochen, laden Sie zwischendurch Freunde ein und kochen Sie zusammen. Probieren Sie neue Rezepte aus und trauen Sie sich neues auszuprobieren. Wenn es dann doch nicht so gut schmeckt, probieren Sie halt was Anderes. Wenn Sie jedoch alleine nicht den Durchblick kriegen, gibt es etliche Bücher zu gesunder Ernährung und wie man das ganze angehen kann. Reden Sie auch mit Freunden und Verwandten und holen Sie sich dort nützliche Tipps. Wenn Sie auf Nummer sicher gehen wollen, können Sie auch einen Termin bei der Ernährungsberatung machen. Doch dieser Service ist meist teuer. Versuchen Sie daher so gut wie möglich auf Ihren Körper zu hören und sich das Geld zu sparen. Mit der Zeit lernt man seinen Körper kennen, man muss nur Geduld haben.

Schnappen Sie sich Laptop oder Notizpapier und fangen Sie an Aktivitäten aufzuschreiben, die Sie in nächster Zeit betreiben werden und legen Sie sich schon einmal die Laufschuhe für Morgen zurecht.

Viel Spaß beim Laufen!

www.ingramcontent.com/pod-product-compliance
Lightning Source LLC
Chambersburg PA
CBHW071358310526
45789CB00020B/509